Inovação

Auto-imune Paleo

Um Protocolo Revolucionário Para Rapidamente Diminuir
a Inflamação e Balancear Seu Sistema Imunológico

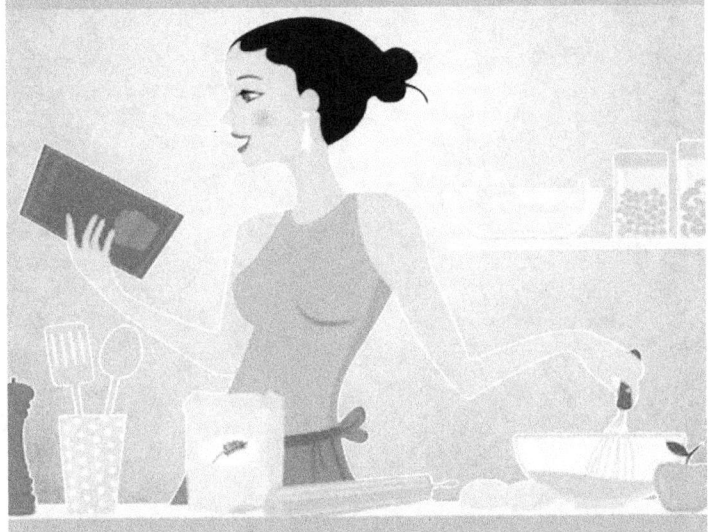

by Anne Angelone, Licensed Acupuncturist

Inovação
Auto-imune Paleo

Um Protocolo Revolucionário Para Diminuir a
Inflamação e Balancear seu Sistema
Imunológico.

por
Anne Angelone

ISBN-13: 978-1483973517
ISBN-10: 1483973514

Créditos de Imagem com permissão de : 123RF.com

Aviso: Esse manual de programa não pretende oferecer conselho médico ou substituí-lo, assim como o tratamento do seu personal físico.

Leitores são aconselhados a consultar seus médicos e outros qualificados profissionais da saúde sobre o tratamento de suas condições médicas.

A autora não será considerada responsável por qualquer má nterpretação ou uso indevido das informações neste programa ou por quaisquer perdas, danos ou prejuízos causados ou supostamente causados direta e indiretamente por qualquer tratamento, ação, alimento e fonte de alimento discutidos neste programa. As afirmações neste programa não foram avaliadas pela Administração de Alimentos e Medicamentos dos EUA. Essa informação não tem intenção de diagnosticar, tratar, curar ou prevenir qualquer doença.

Para requerir permissão para reprodução ou inquerir sobre consultas de auto-imunidade, por favor, contate:
Anne Angelone, Acupunturista Licenciada

website: http://paleobreakthrough.com

Indice Anaiftico

PREFÁCIO

Bem vindo ao *Auto-Imune Avanço Paleolltico*. Neste livro, eu forneço um método mais do que necessário para tratar doenças auto-imunes. Para os leitores familiares com o Protocolo Paleolítico Auto-Imune, esse metodo combina um versao avançada desse modelo de dieta com princípios de som da Medicina Funcional para dar aos pacientes (e aos praticantes de cuidados da saúde) um guia fundamental para tratar com sucesso de doenças auto-imunes.

O *Auto Imune Avanço Paleolltico* estabelece o Protocolo Paleolítico Auto-Imune como a base para um plano "faça voce mesmo" de dieta, efetivo e que pacientes podem usar para tratar a doenga auto-imune. O Protocolo Paleolítico Auto-Imune aqui presente, consiste em uma dieta de eliminação avançada que tem mostrado acelerar o balanço imunológico mias rapidamente do que as comumente sugeridas por muitos praticantes (como a dieta dos grãos e solanaceae).

Além do uso deste avançado Protocolo Paleolítico Auto-Imune, eu tambem discuto a cítica importância da aplicaçao de princípios da Medicina Funcional para tratar reaçoes auto-imunes e inflamação. Por princípios da Medicina Funcional, eu me refiro aos seguintes tipos de tratamento:

- Removendo os desencadeadores
- Tratando as causas raízes enquanto priorizando curar a permeabilidade intestinal
- Balancendo o sistema imunologico
- Auxiliando a desintoxicação e metilação
- limpando infecções

Em minha crença, praticantes de todos os tipos de medicina, incluindo a Tradicional, Integrativa, Ocidental e a Medicina Funcional, podem usar este metodo para tratar pacientes com doença auto-imune. Em termos da saude geral de um paciente esse é o modo mais eficiente de drasticamente diminuir a resposta imune-inflamatoria que causa grande variedade de sintomas em quem sofre da doença auto-imune.

Nao há respostas fáceis quando se fala dos tratamentos da doença auto-imune. E certamente não há uma solução única. E por isso que, em minha opinião, o futuro do efetivo tratamento para cada paciente pode ser baseado na aplicação de uma versão personalizada do protocolo descrito este livro, juntamente com a medicina natural, para manter o sistema imunológico balanceado e saudável.

Uma de minhas recomendações primárias neste livro é a de ter certeza que pacientes e praticantes entendam claramente quais alimentos evitar quando tratando a doença auto-imune. Os alimentos ativadores incluem grãos, laticínios, soja, ovos, solanaceae, nozes, sementes e certos óleos e temperos. Voce encontrará estes itens descritos em detalhes atraves do livro e listados na seção "Alimentos para incluir e eliminar" deste livro.

Eu tambem acredito que pacientes e praticantes precisam olhar de perto todos os remédios aparentemente "naturais" que estão disponíveis hoje e investigar de perto os rótulos simulando ervas que podem na verdade causar muito mais mal do que fazer bem para pacientes que sofrem da doença auto-imune.

Então, mais uma vez, bem vindo a o *Auto-Imune Avanço Paleolltico*. Após anos tratando pacientes com uma grande variedade de condições auto-imunes, eu escrevi este livro com a sincera esperança de que sirva como um guia útil para qualquer um buscando soluções efetivas para tratar a doença auto-imune.

INTRODUÇÃO

Se você está lendo este livro, provavelmente é porque você já sofreu de uma condição auto-imune por meses ou até por anos, então você sabe por experiência própria que certos alimentos contribuem para sua condição.

Assim como a maioria de nós com a mesma condição, você já tentou a abordagem médica tradicional para tratar sua doença auto-imune , mas ainda está lutando contra a dor, fadiga, problemas digestivos, inflamação e até depressão causada pela maioria das condições auto-imunes. E sendo bastante sincero, você está mais do que pronto para mudar.

Ao procurar sempre mais por soluções, você provavelmente ' já notou que pacientes que seguem o Protocolo Auto-Imune Paleolítico sabem mais do que a maioria dos provedores de cuidados médicos sobre porque este protocolo, ou este modelo, tem tido tanto sucesso. .

Nós sabemos, por exemplo, que certos alimentos, toxinas e ervas irritam o sistema imunologico. Eliteratura científica tem demonstrado que uma variedade de problemas médicos incluindo deficiência de nutrientes, permeabilidade intestinal problemas de metilação,   e certas variações genéticas, são são específicos de doenças auto-imune.

Além disso, sabemos que muitos fatores,   tais como estresse crônico, permeabilidade intestinal, infecções, sono ruim e má nutrição podem causar um mau balanço imunológico Colocando em termos mais técnicos, cada um desses fatores pode contribuir para uma falência das células reguladoras T (as células que balanceiam seu sistema imunológico) e a desregulação da citosina (as células que te fazem sentir a inflamação), o que resulta sempre em doença auto-imune.

A boa notícia é que a pesquisa que liga auto-imunidade com esses problemas de saúde está atingindo seu ponto máximo. A má notícia, entretanto, é que essa informação ainda não atingiu consistentemente todos os profissionais da saúde que tratam pacientes que sofrem da doença auto-imune. Muitos físicos, reumatologistas, e provedores de cuidados alternativos ainda não possuem as informações mais recentes sobre auto-imunidade.

Felizmente, te proporciona O Auto-Imune Avanço Paleolítico uma grande variedade de opções para tomar o controle do seu bem estar auto-imune.

O Auto-Immune Avanço Paleolítico consiste em um simples e ainda aprofundado plano faça-você-mesmo, para tratar a maioria das condições auto-imunes. Seguindo a orientação contida neste livro, você terá tudo o que precisa para tomar um papel ativo no tratamento da sua doença auto-imune e até mesmo chegar ao ponto em que a doença entra em —

remissão. É claro que devemos encarar o fato de que não há cura para doenças auto-imune, quer dizer, uma vez que os genes são ativados, não há como desligá-los. A boa notícia é que a expressão do gene inflamatório pode ser diminuída até o ponto em que os sintomas desaparecem, o que é o objetivo do Auto-Imune Avanço Paleolítico. Esta é uma mudança radical das soluções típicas que ouvimos até hoje, e que geralmente estão ligadas a frases como "apenas aprenda a viver com isso" e "vamos tratar com esteróides". Essas resposta à doenças auto-imunes, que não fazem nada para abordar o problema subjacente da doença, representam o modelo antigo. É hora de ativamente abraçar o modelo novo e isso é exatamente o que você pode fazer com — este livro.

Como funciona? Com O Auto-Imune Avanço Paleolítico, você irá aprender como pode ajustar sua dieta para acalmar a inflamação naturalmente, enquanto também aprende como investigar e corrigir as principais causas de suas reações autoimunes. Em termos de rotina diária, você será encorajado a mudar três ou mais vezes por dia, ao alimentar seu corpo com os tipos adequados de alimentos para melhorar as funções de suas células imunes.

O modelo de dieta fornecido neste livro foi criado para rapidamente reduzir a inflamação e curar a permeabilidade intestinal.Para acalmar as respostas imunes e inflamatórias e permitir que seu interior se cure,você precisará remover os alimentos mais ofensivos (incluindo ovos, grãos, álcool, solanaceae, nozes, legumes, e laticínios) por pelo menos 30 dias.

Alguns pacientes ficam bem com o protocolo em menos de 30 dias; outros escolhem permanecer comprometidos a ele por muitos meses, um ano, ou até mais. Não importa por qaunto tempo você segue o plano, o objetivo final é duplo: O protocolo almeja aumentar alimento antiinflamatórios e probióticos, que curam o revestimento do intestino.

Em segundo lugar, o protocolo elimina alimentos que criam uma baixa resposta imunológica/inflamatória, irritam o -intestino e nutrem bactérias nocivas. Seguindo este plano de dieta, você pode eventualmente eliminar as principais causas da inflamação e auto-imunidade e balancear o seu sistema imunológico.

O livro inclui uma seção "Alimentos par a incluir e eliminar" assim como recetias paleolíticas deliciosas e fáceis de fazer para te ajudar a manter seu plano de dieta.Você encontrará uma seção de recursos com websites e outros livros que contém mais informações (e receitas paleolíticas).

Além de aprender sobre alimentos para incluir em sua dieta (e quais alimentos evitar),você será aprendentado a algumas outras considerações importantes quando se fala do tratamento de doenças auto-imunes. Essas considerações incluem:

• resolver infecções gastrointestinais
• balancear o sistema imunológico
• ajudar a desintoxicação
• reduzir estresse
• Aumentar Glutationa
• Aumentar as células regulatórias T

Você pode achar tudo isso intimidante, especialmente se você não tem fundo de saúde. Mas ganhar entendimento do mateiral deste livro é essencial para descobrir as sugestões para tratar sua condição auto-imune. Tenha em mnete que o tratamento sua condição não deveria ser um projeto solo;É muito importante trabalhar com um médico profissional da saúde que tenha experiência com doenças auto-imunes e interpretação dos testes que você ter á que fazer para descobrir quais as causas de sua doença autoimune.

Não há dúvida de que seguir o protocolo traçado em O Auto-imune Avanço Paleolítico exige um sério nível de comprometimento.Sem trapaças! Mas ao seguir o protocolo por 30 dias, seu sistema imunológico será escorado com a nutrição correta, que eventualmente irá ajudar o intestino inflamado a começar a curar e seu sistema imunológico a começar a se balancear.

Lembre-se, o objetivo aqui é tratar o seu sistema imunológico (em particular ao melhorar a permeabilidade intestinal) e a melhor forma de fazer isso é eliminar todos os desencadeadores de reações auto-imunes. Eventualmente a severidade dos seus ataques auto-imunes diminuirá.

Pacientes que seguem este protocolo admitem que pode sre difícil. Também podem reconhecer e apreciar benefícios gerais de saúde que recebem ao se manter no plano e ao funcionar.

SUBINDO O NÍVEL PARA O BALANÇO DO SISTEMA IMUNOLÓGICO: UM NOVO MODELO CLÍNICO PARA A DOENÇA AUTO-IMUNE

TRATANDO DOENÇAS AUTO-IMUNES COM NUTRIÇÃO AUTO-IMUNE PALEOLÍTICA E MEDICINA FUNCIONAL

No momento, estamos testemunhando uma mudança evolutiva na gestão da doença crónica, particularmente para a doença auto-imune. Os pacientes têm exigido um novo modelo que se afasta da gestão "doença-cuidado" de sintomas e em vez disso fornece medicina investigativa que trata as causas da doença..

O American Autoimmune Related Disease Association (AARDA) calcula que 1 em cada 12 mulheres e um em cada 25 homens nos Estados Unidos têm uma doença auto-imune. Além disso, mais de 50 milhões de americanos têm, pelo menos, uma doença autoimune, de acordo com AARDA. Ainda mais surpreendente é o fato de que mais americanos sofrem de doença auto-imune do que eles sofrem de câncer e doenças cardíacas combinados.

Estas estatísticas nem sequer refletem o fato de que muitos pacientes sofrem de "auto-imunidade em silêncio" (ou seja, eles têm sintomas de uma doença auto-imune, mas sem destruição do tecido intestinal) por dez anos antes de serem realmente diagnosticados com uma condição auto-imune, o que geralmente só vem depois dos tecidos serem destruídos. Esta tendência surpreendente precisa mudar. Na verdade, ela pode mudar porque agora sabemos mais do que nunca sobre os gatilhos subjacentes que causam a doença auto-imune. Leia mais para aprender sobre os mecanismos subjacentes que provocam a doença auto-imune e como você pode combatê-los com o protocolo Paleo de auto-imune e Medicina Funcional.

"Paleo" é o termo usado por aqueles que seguem a dieta dos nossos antepassados pré-agrícolas. A dieta Paleo é livre de todos os grãos, alimentos processados e açúcares que são consumidos pela maioria das pessoas hoje. O modelo de dieta Paleo padrão recebeu mérito porque consiste das escolhas alimentares certas para reverter muitas doenças crônicas comuns no mundo moderno. Quando você seguir o estilo de vida Paleo, você recebe os benefícios de comer os alimentos certos, vocês também são incentivados a ter um sono adequado, a luz solar, exercício e relaxamento para uma boa saúde, prevenção de doenças e até mesmo a remissão.

Há inúmeras pesquisas disponíveis hoje sugerindo o benefício de adotar uma dieta ancestral rica em nutrientes como um modelo para a prevenção e até mesmo reverter todos os tipos de doença crônica. Paleo cientistas, os profissionais funcionais da medicina, antropólogos, internistas MD, psiquiatras, professores de bioquímica, pacientes, donos de academia, blogueiros relatando suas próprias experiências Paleo, e outros têm vindo a tomar a mesma mensagem básica sobre Paleo para o mainstream. Essa mensagem é para comer apenas o que seus genes ancestrais podem reconhecer, e prosperar em proteína em nutrientes, gorduras boas, e as plantas, evitando simultaneamente as entradas ambientais de expressão da doença (incluindo o açúcar, grãos e óleos hidrogenados vegetarianos).

Enquanto não há uma quantidade cada vez maior de informações disponíveis sobre as causas subjacentes da doença auto-imune, a pesquisa tende a preceder a prática da medicina tradicional por cerca de dez anos. Então, com toda a probabilidade o seu reumatologista ou outro médico não sabe muito, se alguma coisa sobre a associação de permeabilidade intestinal com doença auto-imune, a menos que tenha lido os últimos papéis PubMed ou assistido a conferências de medicina funcional ou O Simpósio Ancestral de Saúde. Nem eles vão estar familiarizado com as informações mais recentes para o tratamento de doenças auto-imunes com a intervenção dietética.

O *Autoimmune Paleo Breakthrough* fornece informações importantes sobre as causas subjacentes da doença auto-imune e orientação em seguir um modelo de dieta anti-inflamatória completa. Este plano de dieta se concentra em aumentar a densidade de nutrientes de plantas e animais, evitando disparos prejudiciais, tais como ovos, grãos, álcool, solanáceas, sementes, nozes, sementes e especiarias-à base de erva-moura, óleos à base de sementes, ervas estimulantes do sistema imunológico, legumes, e laticínios. Todos estes alimentos têm mostrado ser os piores gatilhos de intestino solto.

Muitos dos que seguiram uma dieta Paleo padrão para combater a doença auto-imune descobriram que eles têm de adequar sua dieta um pouco mais além do modelo padrão Paleo para tratar de forma mais eficaz a sua condição. É por isso que o protocolo de auto-imune avançado apresentada neste livro não ir mais longe do que o protocolo Paleo básico para deter as reações auto-imunes.

MEDICINA FUNCIONAL

A Medicina Funcional é uma abordagem médica que se concentra em tratar os mecanismos subjacentes da doença. Esta abordagem está se tornando rapidamente a nova lente através da qual os pacientes e profissionais podem colaborar para tratar e modular as respostas imunes. Os praticantes da medicina funcional tratam a doença auto-imune e equilibram o sistema imunológico através da utilização de uma variedade de técnicas, incluindo o protocolo autoimune Paleo dietético, o programa 4R (descrito abaixo), e protocolos de medicina natural seguros.

Na minha prática como um acupunturista licenciado e praticante da Medicina Funcional, eu digo aos meus pacientes que a Medicina Funcional é Medicina Chinesa mais ensaio de laboratório. A Medicina Funcional segue a filosofia de restaurar a função do órgão que é a base da medicina chinesa, ao mesmo tempo que incorpora as últimas pesquisas científicas sobre como nossa genética, meio ambiente, estilo de vida e todos interagem e afetam a nossa saúde.

Pacientes com doenças auto-imunes tendem a sofrer de uma série de condições de causa básica, incluindo desequilíbrio de açúcar no sangue, infecção oculta, defeitos de metilação, disbiose, e deficiências de vitaminas e enzimas específicas. Devido a estes problemas subjacentes, os pacientes devem muitas vezes ir além do protocolo de comida auto-imune Paleo e podem precisar considerar métodos adicionais para tratar os contribuintes subjacentes à sua doença auto-imune. Um profissional qualificado de Medicina Funcional, pode ajudar a guiá-lo através do teste apropriado para chegar ao fundo de sua condição auto-imune.

O PROGRAMA 4R E O PROTOCOLO AUTOIMUNE PALEO

Na minha prática, eu rotineiramente solicito o trabalho de laboratório para testar uma ampla gama de potenciais gatilhos para doença auto-imune. Eu também aplico o protocolo de Paleo auto-imune juntamente com a acupuntura e o programa 4R descrito abaixo para alterar drasticamente o curso de doenças auto-imunes.

Desenvolvido por Jeffrey Bland, o programa R4 (remover, substituir Re-inocular e Reparar) reconhece que a maioria vem de inflamação no intestino. Os objetivos do programa 4R, que tem sido o esteio de Medicina Funcional, para o tratamento de todas as doenças crônicas e inflamatórias, são semelhantes às metas do protocolo de Paleo auto-imune, razão pela qual estes dois métodos funcionam tão bem juntos.

Vamos dar uma rápida olhada no programa 4R e como cada um dos quatro "Rs" se compara com estágios no protocolo Paleo auto-imune.

"Remover" significa a remoção de toxinas nos alimentos, irritantes para a mucosa intestinal, alergias alimentares, sensibilidades alimentares, leveduras, bactérias e parasitas. No protocolo autoimune Paleo, este é o equivalente à fase de eliminação da dieta. Este seria um bom momento no seu tratamento para considerar trabalhar com um profissional de Medicina Funcional, para fazer um exame de fezes e exame de sangue.

"Substituir" significa substituir o ácido do estômago e enzimas digestivas. Fazer isso com comida é fácil. Também é recomendado para adicionar um pouco de vinagre de maçã à água no início de refeições de alta proteína e incluir verduras amargas (como rúcula e escarola) para estimular as células parietais para liberar o ácido do estômago. Se isto não é o suficiente, os comprimidos de ácido clorídrico e enzimas digestivas podem ser úteis..

"Re-inocular" significa restaurar a flora intestinal benéfica. Muitos praticantes de medicina funcional sugerem suplementos probióticos benéficos para repor a flora intestinal normal. Isto é o equivalente à soma de alimentos fermentados como sugerido no protocolo Paleo autoimune.

"Reparar" o fornecimento de nutrientes para curar a mucosa do intestino e suportar a função imune do intestino. Seguindo assim a recomendação por seguidores do protocolo Paleo auto-imune de utilizar caldos de osso e carnes de órgãos. Isso acalma e cura o revestimento do intestino e ao mesmo tempo fornecendo uma nutrição adequada para a função imune eficiente. Esta recomendação específica pode ser adequada para muitos pacientes, outros, no entanto, pode ser necessário adicionar glutamina, zinco l-carnosina, glicina e DGL para receber o benefício integral.

Praticantes da medicina Funcional que foram aplicando os princípios de tratamento do programa 4 R testemunharam seus pacientes ficando cada vez melhor rapidamente. Testes de sensibilidade a alimentos, intestino solto, proteínas de reação cruzada, desequilíbrio de açúcar no sangue, anemia, deficiência de vitamina D, fadiga adrenal, defeitos de metilação, auto-anticorpos e gastro-intestinal e outras infecções tornaram-se uma das maneiras mais eficientes para investigar as causas subjacentes da doença auto-imune.

EPIGENOMICOS NUTRICIONAIS

Epigenomicos Nutricionais, conhecidos como Nutrigenomicos, é o campo excitante de estudo que analisa a forma como alimentos e nutrientes podem regular a expressão de genes inflamatórios e, assim, suprimir a resposta inflamatória. Os pesquisadores descobriram que certos nutrientes podem virar a chave em determinados genes, os ligando ou desligando. O termo mais técnico para silenciar supressão inflamatória genética via certos nutrientes é a metilação do DNA. A investigação mostra que a metilação adequado pode ser auxiliada tomando quantidades adequadas de ácido fólico, vitamina B6 e vitamina B12.

Praticantes de medicina funcional usam epigenomicos nutricionais para tratar a doença crônica. Na verdade, muitos dos conceitos de epigenomicos nutricionais são semelhantes ao que você encontra no protocolo Paleo auto-imune. De acordo com os praticantes de epigenomicos nutricionais, é preciso comer de forma a permitir o melhor possível a expressão genética. Nossos genes são muito mais adequados para em nutrientes, não transformados alimentos integrais em vez de ter de lidar com os gatilhos encontrados em alimentos processados modernos que continuamente disparam a resposta imune / inflamatória.

Para quem sofre de doença auto-imune, o objetivo principal do tratamento é o de suprimir a resposta inflamatória. Se soubermos como desativar a resposta inflamatória ao nível dos nossos genes (ou seja, alimentando exatamente a nutrição correta para o epigenoma, que é a área logo acima dos genes e onde a troca de nutrientes pode ocorrer), que pode afetar o melhor possível a expressão genética e, portanto, ter uma vida mais saudável, menos inflamada.

Epigenomicos nutricionais também consideram as variações genéticas, como mutações e defeitos do local receptor leve em nossos genes, que são chamadas Polimorfismos de Nucleotídeo Único (SNPs), que podem necessitar de doses mais elevadas de determinados nutrientes ou vitaminas (como a vitamina D). Como se vê, os SNPs são comuns em pacientes com doença auto-imune e há testes para descobrir qual o seu específico SNP e a suplementação específica que pode ser útil. Um laboratório útil é o 23andMe.

Conforme os investigadores continuam a descobrir as deficiências nutricionais específicas, juntamente com SNPs prováveis, vamos entender ainda mais plenamente a importância da densidade de nutrientes em função imune e os requisitos de dosagem terapêuticas apropriadas além da intervenção dietética.

Desde que o modelo auto-imune Paleo incentiva verduras em nutrientes orgânicos, carnes orgânicas e carnes pasteurizadas, é um excelente ponto de partida para a adição de mais desses fatores de metilação em sua dieta. Alguns pacientes podem também precisa considerar a suplementação da dieta Paleo básica com outros fatores de metilação importantes. Ao encontrar a combinação certa de alimentos anti-inflamatórios e suplementos que ajudam a combater a inflamação pode ser capaz de acalmar de forma segura e eficaz e talvez até mesmo colocar a sua doença em remissão. É conhecido que funciona!

CINCO DICAS RÁPIDAS PARA PARAR REAÇÕES AUTO-IMUNES

1. Os pacientes que procuram suspender as reações auto-imunes devem ser capazes de fazer as seguintes cinco coisas muito bem: Identificar e remover o seu stress alimentar, ambiental e emocional desencadeia.
2. Trabalhar ativamente na cura de seu intestino solto.
3. Silenciar o inflamatório expressão gênica.
4. Construa as suas células T regulatórias.
5. Reconstituir a sua glutationa e as deficiências de micronutrientes.

Encontrar o profissional de saúde é um direito parte fundamental de assegurar que você pode permanecer na pista com estes cinco passos importantes.

AUTOIMMUNE aciona

o aumento significativo da doença auto-imune é, sem dúvida, devido ao aumento dramático de causas ambientais modernas (ou seja, alimentos ativação do sistema imunológico e produtos químicos) que levam ao sistema de barreira permeabilidade (mais notavelmente com vazamento intestino) e preparou o terreno para uma série de doenças auto-imunes. Quando se trata de doença auto-imune, é claro que a toxinas alimentares são as maiores causas ambientais para a permeabilidade intestinal.

Para qualquer pessoa com uma doença auto-imune, os primeiros passos devem eliminar todos os alimentos inflamatórios conhecidos, resolver disbiose e SIBO (você pode descobrir mais sobre essas condições no final do livro), infecções claras, e curar a mucosa do intestino delgado (isto é, a cura do seu intestino solto). Tudo isso irá percorrer um longo caminho para reduzir a inflamação e equilibrar o sistema imunológico.

Além de dieta, e dependendo de como você reage ao tratamento inicial, você também pode querer monitorar outros promotores significativas de doença auto-imune, incluindo as toxinas ambientais, estresse , a falta de sono, a perturbação dos ritmos circadianos, má digestão, infecções, desequilíbrios hormonais, sangue desregulação açúcar e deficiências de micronutrientes.

Intestino solto?
O que significa isso?

permeabilidade intestinal (ou intestino solto) refere-se a abertura do revestimento mucoso em do intestino delgado, que permite que alimentos, leveduras e bactérias no intestino para interagir com o sistema imunitário. Descobertas atuais no campo da imunidade confirmar que certos alimentos e bactérias irritam a mucosa do intestino e contribuir tanto para a permeabilidade intestinal (intestino solto) e da resposta auto-imune, o que a maioria dos pacientes geralmente experimentam como um flare-up, ataque, ou um exacerbação dos sintomas.

Assim que começar a olhar para as causas de sua condição auto-imune, você será encarregado de olhar através de uma lente nova para considerar como mal alimentos digeridos continuar a irritar a mucosa do seu intestino, alimentação levedura e overgrowths bacterianas e desencadear respostas de auto-anticorpos. Uma vez que 80% do sistema imune está localizado no intestino, você deve saber, se não o fizer já, que a saúde digestiva é de extrema importância quando se trata de tratamento e cura de doenças auto-imunes.

Enquanto o seu médico pode não ter ouvido falar dele , intestino permeável tem sido associada com a doença auto-imune, e identificado na literatura científica, por muitos anos. O que é interessante agora é que estamos começando a obter uma melhor compreensão sobre como intestino solto é a maneira através da qual os nossos genes e alimentos / toxinas podem interagir para detonar reações auto-imunes.

Enquanto intestino solto foi no radar dos praticantes da "medicina integrativa" desde o início de 1990, está apenas começando, finalmente, tornar-se um termo familiar por causa da recente validação científica da permeabilidade intestinal como um pré-requisito fundamental para a reação de auto-anticorpos na Doença Celíaca. Dito de outra forma, é somente através do intestino solto que gatilhos ambientais (por exemplo, neste caso, o glúten) podem interagir com os nossos genes. Esta nova informação amplia a consideração de intestino solto como um pré-requisito para todas as reações de doença auto-imune a ocorrer. De acordo com o Dr. Alessio Fasano do Centro de Investigação Maryland para celíaca, intestino permeável pode desempenhar um papel significativo no desencadear a maioria das doenças auto-imunes.

Permeabilidade intestinal tem sido encontrado em todos os casos de doença auto-imune que têm sido investigados até agora (o que é cerca de 30% .)

intestino Leaky foi encontrado nas seguintes doenças auto-imunes: espondilite anquilosante, apthous estomatite, autismo, gastrite auto-imune, hepatite auto-imune, síndrome de Behçet, doença celíaca, depressão, dermatite herpetiforme, diabetes tipo 1, eczema, enxaqueca intestino em crianças e Tireoidite de Hashimoto. Intestino solto também é encontrada freqüentemente em casos de asma, psoríase, e quase todas as artrites idiopáticas juvenis.

Levando-se em conta a quantidade crescente de pesquisas que mostram a conexão entre intestino solto e doença auto-imune, a cura de uma intestino solto pode vir a ser o único grande chave para travar a progressão da auto-imunidade.

COMO POSSO SABER SE EU TENHO GOTEJANTE síndrome do intestino?

Estes dias você pode fazer um exame de sangue através de uma empresa chamada Cyrex Labs para descobrir se você tem intestino solto. Há também alguns sinais óbvios de intestino solto, incluindo gás, distensão abdominal, má digestão, múltiplas sensibilidades alimentares e químicas, dor intestinal e inflamação. Alguns sinais não tão óbvias de intestino solto incluem clareza mental, diminuição (muitas vezes referida como a névoa do cérebro), dores de cabeça, depressão, alergias, eczema, dores no corpo e fadiga.

Corrigindo um intestino solto é definitivamente uma prioridade para quem sofre de auto-imune doença. Dê uma olhada na seção do livro seguinte para ver os principais gatilhos de intestino solto para que você saiba o que evitar para otimizar a sua saúde intestinal e melhorar a sua condição auto-imune.

Intestino Solto Disparadores

A maioria das pessoas culpa a má alimentação como a causa da intestino solto, e com razão já que muitos alimentos populares podem danificar o intestinoincluem:...

glúten em particular, está associado com danos intestino

Outros alimentos que contribuem para o intestino solto lectinas, que são encontradas em nozes, feijão, soja, batata, tomate, berinjela, pimentas, óleo de amendoim, manteiga de amendoim e óleo de soja, bem como outros óleos industriais de sementes.

lácteos, saponinas, alimentos processados, o excesso de açúcar, álcool e fast foods também são culpados comuns.

MEDICAMENTOS

O risco de intestino solto pode ser aumentado por certos medicamentos, incluindo corticóides, antibióticos, antiácidos, antiinflamatórios não esteróides e alguns medicamentos para a artrite. Observe também que alguns medicamentos também podem conter glúten como enchimento.

INFECÇÕES

Um crescimento de H. pylori (que é uma bactéria do estômago) pode causar intestino solto e úlceras. Crescimento de outras bactérias nocivas (Sibo), infecções fúngicas, infecções parasitárias e vírus intestinais também podem causar intestino solto.

ESTRESSE

O estresse crônico aumenta o cortisol, o hormônio adrenal, que degrada o revestimento do intestino e contribui para o intestino solto.

DESEQUILÍBRIO HORMONAL

Um intestino saudável depende em níveis de hormonas apropriadas. Gut Leaky pode resultar de estrogênio deficiente ou desequilibrado, progesterona, testosterona, ou hormônios da tireóide.

CONDIÇÕES AUTOIMUNES

muitas vezes pensamos de intestino solto contribuindo para doenças auto-imunes como hipotireoidismo de Hashimoto, artrite reumatóide ou psoríase. Embora isso possa ser verdade, outros fatores também podem desencadear uma doença auto-imune, incluindo exposições tóxicas ou estresse. Nestes casos, a gestão de auto-imunidade pode ser uma estratégia para melhorar a intestino soltoalimentos.

PROCESSAMENTO INDUSTRIAL DE

Intestino Leaky pode ser atribuído a uma variedade de métodos usados pela indústria de processamento de alimentos, incluindo a desaminação de trigo para torná-la solúvel em água, o alto-calor processamento (glicação) de açúcares, e da adição de excesso de açúcar aos alimentos processados.

DEFICIÊNCIA DE VITAMINA D

suficiente de vitamina D é essencial para a boa saúde e ajuda a preservar a integridade intestinal.

POBRESTATUS DE GLUTATIONA

glutationaé antioxidante primário do corpo e é necessário para a defesa e reparação o revestimento do intestino. Má alimentação e estilo de vida fatores esgotar glutationa.

Desde esses gatilhos pode degradar a mucosa do intestino e levar a reações auto-imunes, os pacientes são encorajados a diminuir o stress, equilibrar seus hormônios, resolver SIBO e disbiose, evitar sensibilidades alimentares e modular o sistema imunológico .

O objetivo de qualquer plano de tratamento é sempre para remover gatilhos intestino gotejante, resolver disbiose, e restaurar a barreira intestinal saudável. Ao fazer essas coisas, você está se no caminho certo para reduzir eventuais reações inflamatórias sistêmicas que estão provocando ataques de auto-anticorpos e causando a sua condição auto-imune.

IMMUNOGENIC OU ALERGÊNICAS ALIMENTOS SENSIBILIDADES

Se você sofre de uma reação imunogênica a um determinado alimento ou alimentos, significa que você são sensíveis ao alimento (s), mas não oficialmente alérgica. Este tipo de reacção é causada por uma resposta inflamatória ou de baixo grau de reacção IgG que activa parte do sistema imunitário, mas não provoca uma resposta de IgE alergia ou choque anafilático.

Este tipo de resposta no sistema imunitário pode ser causada por muitos alimentos, incluindo glúten, laticínios, milho, soja e legumes pretinha. Com uma resposta latente e IgG detectados, juntamente com um intestino permeável, o seu potencial para uma resposta de auto-anticorpos aumentos desde o seu sistema imunológico está agora em alerta máximo para atacar as estruturas de proteínas similares dos alimentos agressores.

TOXINAS AMBIENTAIS

Estamos cercados por toxinas em nosso ambiente. Algumas destas toxinas foram encontrados para quebrar as barreiras imunes, como o tubo digestivo. Uma forma de reforçar a sua defesa contra as toxinas ambientais é ter certeza de que seu corpo tem a glutationa suficiente, que é antioxidante primário do corpo.

SUBSTÂNCIAS QUÍMICAS AMBIENTAIS QUE COMPROMETEM O SISTEMA IMUNE

Estamos aprendendo mais sobre como a resposta imune à exposição a produtos químicos pode predispor pacientes suscetíveis de reacções auto-imunes, mesmo depois de a toxina química é removido.

De um ponto de vista técnico, isto é devido à activação de Factor Nuclear kappa beta (um potente proteína que liga os genes inflamatórias). Se NFKB é ativado, TH17 e IL17 será ativado e inflamação vai continuar descontrolada. Então, para remediar esta resposta imune a exposição a produtos químicos, podemos pensar em termos de uma equação imunológico (> aumentar TH3, diminuir TH17, silenciando, assim, NFKB de imunidade equilibrada). Basicamente, isto significa eliminar e evitar os gatilhos da via TH17, que também inclui exposições químicasambiente;.

Além da lista e infecções alimentos-para-evitar, você também deve evitar exposição a produtos químicos em seu Estas exposições poderia incluir o uso de garrafas plásticas de água que contêm bisfenóis e beber fora do copo de café plástico cobre.

Além disso, certifique-se de suas fontes de alimento são limpos e orgânico, evitar os alimentos geneticamente modificados, alimentos, produtos químicos hibridizados de gado, material de limpeza tóxicos, produtos farmacêuticos, aflatoxinas (micotoxinas) a partir de alimentos armazenados, benzenos de fumaça de cigarro e de exaustão de tráfego, e parabenos em maquiagem, etc

Se você não está melhorando no protocolo Paleo comida sozinho, você deve considerar a possibilidade de que outras coisas, como as exposições químicas listadas aqui, pode estar provocando sua reação auto-imune . Esta é mais uma vez onde é fundamental para trabalhar com um praticante de medicina funcional que pode solicitar exames relevantes de Cyrex Labs.

Os seguintes compostos podem causar exposição oxidativo para os sistemas de barreira no corpo, que por sua vez pode levar a uma integridade comprometida do revestimento intestinos, pulmões e cérebro.

- Benzeno
- Cádmio
- Pesticidas
- PCB
- Radiação
- bisfenol A
- Isocianatos
- Parabens
- fogo retardantes

OUTROS GATILHOS SIGNIFICATIVOS DE INFLAMAÇÃO E REAÇÕES AUTO-IMUNES

SIBO E DISBIOSE

Quando se tratar de uma condição auto-imune, é importante para identificar e remover overgrowths de leveduras, bactérias e parasitas que podem também estar dirigindo a sua resposta imune / inflamatória. Ao reduzir esses gatilhos e fixação da barreira intestinal você vai diminuir as reações auto-imunes que podem ocorrer fora do intestino (ou seja, na pele, articulações, tireóide e cérebro).

Dysbiosis refere-se a um crescimento excessivo de fungos, bactérias, e / ou parasitas localizados no tracto gastrointestinal. Isso geralmente ocorre devido ao excesso de açúcar eo consumo de carboidratos refinados, juntamente com um histórico de uso de antibióticos.

Intestino delgado supercrescimento bacteriano (SIBO) agora está sendo considerado como uma causa ainda ignorada significativa do IBS (síndrome do intestino irritável). SIBO pode causar náuseas, gases, flatulência, diarréia e / ou constipação. As toxinas bacterianas de SIBO pode prejudicar a absorção e resultar em deficiências nutricionais, má absorção de gordura, intolerâncias alimentares, mau funcionamento de enzimas digestivas, intestino solto, ea resposta de auto-anticorpos (ou seja, suas reações auto-imunes e destruição dos tecidos).

Que Causa Supercrescimento Bacteriano?

Todo o gastrointestinal (GI) contém bactérias, boas e más. O intestino delgado contém bactérias diferente daquele do intestino grosso. No caso de SIBO, o intestino delgado contém demasiados bactérias que são semelhantes aos do intestino e não devem ser vivem no intestino delgado. Estas bactérias overgrowths então consumir açúcares e hidratos de carbono, resultando em uma grande quantidade de gás.

FODMAP má absorção, fibra dietética inadequada, hypochlorhydria (que diminui a acidez do estômago), e deficiência de enzimas pancreáticas preparou o palco para a digestão inadequada em indivíduos susceptíveis e contribuir para o mal carboidratos digeridos, que por sua vez, alimentam as bactérias no intestino delgado. Endotoxinas bacterianas, chamadas lipopolysaccharides, contribuir ainda mais para intestino solto eo fogo inflamatória que precisa ser extinta em seu corpo.

SIBO DIETA

Muitas pessoas se sentem melhor depois de seguir uma dieta sem amido para um mês ou mais para combater SIBO, embora haja atualmente isn 't qualquer respaldo científico para apoiar esta abordagem. Eu recomendaria começar com uma dieta Paleo autoimune definidos neste livro pela primeira vez. Se você ainda tem sintomas que sugerem SIBO, então você pode considerar a remoção dos seguintes vegetais ricos em amido para 30 dias:

Parsnips, inhame, jicama, couve-rábano, quiabo, batata doce, inhame, banana, alcachofra de Jerusalém, nabo, raiz de lótus, raiz de mandioca, mandioca, tapioca, mandioca.

Outros podem também precisa usar antibióticos e / ou antimicrobianos botânicos (dysbiotics) juntamente com ácido clorídrico extra e suplementação de enzimas digestivas para tratar esta condição.

informar sempre o seu médico de cuidados de saúde quando você está experimentando essas condições e fazer estes tipos de mudanças na dieta. Se você ainda tiver sintomas depois de tentar essa abordagem, você terá que trabalhar com o seu médico para obter um teste definitivo para SIBO ou outro diagnóstico para avaliar com precisão e tratar a doençarápido:.

Se Recuperam Mais
APOIAR o Seu Sistema Imunológico

INDO ALÉM TH1 E TH2

Quando aplicação da abordagem de Medicina Funcional para a gestão doença auto-imune, vamos nos concentrar em identificar por que o sistema imunológico é desequilibrado e, em seguida, trabalhar para restaurar esse equilíbrio. Em termos mais científicos, olhamos para equilibrar os dois lados do sistema imunológico conhecida como Th1 e Th2.

TH1 é o lado pró-inflamatória do sistema imunológico-ele responde imediatamente a um invasor no corpo. TH2, por outro lado, é o lado anti-inflamatória do sistema imune. Depois de uma resposta atrasada, TH2 produz anticorpos para combater um invasor. Estes anticorpos marcar o invasor para que, se ele aparece novamente, o sistema imunológico pode responder mais rapidamente. Em uma pessoa saudável, estes dois sistemas trabalham em equilíbrio. Em uma pessoa que sofre de uma doença auto-imune, no entanto, um destes sistemas tornou-se excessivamente dominante.

Este desequilíbrio entre Th1 e Th2 está subjacente doenças auto-imunes, e nós usamos um modelo de seguro como o protocolo de auto-imune Paleo para ajudar a restaurar o equilíbrio, inflamação manso e superar doença auto-imuneJogador:.

THE NEW IMUNE TH17

Estudos recentes indicam que TH17 é outro jogador importante no sistema imunológico. Quando activados apropriadamente, TH17 desempenha um importante papel na defesa imunitária. Quando se sobre-ativa, no entanto, TH17 se torna um fator na doença auto-imune e doença inflamatória crônica.

Do ponto de vista científico, TH17 é ativado por IL 6, o que aumenta quando os níveis de açúcar no sangue cair e quando as respostas ao estresse aumentam-isso inclui psicológico e emocional stress. Quando TH17 é ativado, ele irá amplificar IL 17, que ativa Fator Nuclear Kappa Beta (NFKB). NFKB também é ativado pelo intestino solto, disbiose, SIBO, sensibilidades alimentares, stress e vírus. Tudo isso pode desempenhar um papel no desencadeamento de doenças auto-imunes.

Como posso começar a diminuir a inflamação?

Modificando o seu estilo de vida, adotando uma dieta Paleo avançado é o primeiro passo para diminuir a inflamação. Dependendo da causa da sua condição, você também pode tomar alguns suplementos para quebrar o ciclo de inflamação e aumentar a sua saúde. Leia esta seção se você quiser ir mais fundo na ciência da epigenética para diminuir a inflamação.

1. Corte da Expressão Gênica via metilação

A ciência da epigenética basicamente diz que todos nós viemos com fio quando se trata de nossos genomas. Embora não possamos mudar nossos genomas, podemos mudar o epigenoma (a área bem acima de seus genes e onde o processo de metilação ocorre).

Metilação é um processo bioquímico que ajuda a reparar o DNA neste cruzamento do epigenoma, que é onde nutrientes conhecer e se comunicar com seus genes. Sabemos agora que a metilação do DNA desempenha um papel importante na regulação do gene epigenético e no tratamento de doenças auto-imunes.

The takeaway principal aqui é que é possível para ajudar a controlar a inflamação ao nível do epigenoma via metilação, garantindo que temos os nutrientes exatos pronta para silenciar a expressão de genes inflamatórios. Ou seja, se os nutrientes certos estão alinhados, interruptores inflamatórios gene se esmaecido para baixo e não vai resultar em reações auto-imunes.

Sabemos também que muitos pacientes com doenças auto-imunes são geneticamente predispostos a defeitos de metilação e precisa considerar a suplementação com formas específicas de folato, vitamina B6 e vitamina B12 para garantir metilação adequada.

Quando você não tem a nutrição adequada para suportar a metilação, você pode não ser capaz de "dim baixo" seu gene inflamatório muda de forma eficaz.

Então, como você pode apoiar metilação? Você pode começar com um smoothie verde por dia e folhas verdes escuras, que são boas fontes de ambos os nutrientes necessários para a metilação adequada. Alguns podem precisar de considerar nutrientes metilação específicas, como folato metil (5-MTHF), B6 metilo (P5P) e metil B12. Estas formas específicas de vitaminas do complexo B não são apenas grandes para a metilação, mas também ajudar a aumentar a produção de glutationa e reciclagem em seu corpo. No entanto, tenha em atenção que nem todos podem utilizar formas metílicos de vitaminas do complexo B e pode fazer bem com por exemplo hidroxi B12, B12 adenosyl, e / ou cianoB12.Uma boa maneira de descobrir quais as formas de vitaminas do complexo B são os mais adequados para você seria fazer uma análise simples Nucleotide Polymorphism (SNP), começando com um teste 23andMe

2..Silêncio Nuclear Fator Kappa Beta

Nuclear Fator Kappa Beta (NFKB) é um fator de transcrição de DNA que estimula a expressão de genes pró-inflamatória. Dito de outra forma, quando NFKB é ativado, sentimos inflamado.

NFKB pode ser ativado por intestino solto, disbiose, SIBO, sensibilidades alimentares, estresse, exposição a produtos químicos e vírus. Este por sua vez pode levar a um aumento da expressão dos genes pró-inflamatórios que codificam para a produção de citoquinas inflamatórias que nos fazem sentir inflamado.

Aplicando medicina funcional, que pode erradicar o gatilho desta resposta inflamatória através da eliminação de proteínas mal digeridos, resolução de disbiose, SIBO, lutando contra infecções, e curando seu intestino solto. Também pode modular NFKB com plantas como a curcumina.

3. Aumentar Reguladoras Células T e Auto Tolerância

Provavelmente, a coisa mais importante que você pode fazer por um sistema imunológico desequilibrado é apoiar as células T reguladoras (também conhecidos como células TH3). Estas células manter todas as facetas do sistema imunológico sob controle, regulando a atividade de TH1, TH2 e TH17. Quando as células-T não funcionam adequadamente, o sistema imunológico pode derrubar fora de equilíbrio e promover a inflamação e auto-imunidade.

Quando o sistema imunológico fica desregulada devido a problemas de células T, você pode sofrer de ataque auto-tecido. Esta é a definição de base de "auto-imunidade" e é também referido como perda de auto-tolerância. Aumentando suas células T reguladoras é uma forma de restaurar a auto-tolerância e equilíbrio para o sistema imunológico.

Empresas farmacêuticas estão gastando bilhões de dólares para desenvolver drogas que se acumulam células T regulatórias. Esperamos que estes produtos serão úteis para tratar a auto-imunidade no futuro. Houve também algumas pesquisas promissoras em baixa dose de naltrexona (LDN) para ajudar a construir as células T regulatórias.

Você pode começar a diminuir a inflamação agora de uma forma muito mais natural. Comece por ficar em um plano de auto-imune Paleo e, conversando com um profissional de saúde Medicina Funcional conhecimento para discutir suas opções para regular o sistema imunológico e combate a inflamação.

IMPORTÂNCIA DA FELICIDADE

É comum dizer-se que a felicidade é a chave para a vida. Bem, tem sido demonstrado que a felicidade também pode jogar um fator em seu bem-estar quando se trata de doença auto-imune.

É hoje reconhecido que as células T reguladoras são preparados com os receptores para a vitamina D, a glutationa, e endorfinas. Assim, enquanto a dieta Paleo auto-imune é poderosa em si, é apenas uma parte de um protocolo abrangente maior para travar as reações auto-imunes.

Takeaway O principal aqui é que a felicidade tem um papel importante em sua saúde geral. E todo mundo precisa priorizar divertindo mais na vida! Rindo com mais freqüência, ter um bom tempo com os amigos, e até mesmo assistir a filmes engraçados pode dar-lhe a força de alavanca que você precisa para aumentar suas células T regulatórias e diminuir o stress.

Para colocá-lo em uma equação científica, TH3> TH17 = Função Imune Equilibrado .

Vitaminas, Alimentos e Suplementos Para Imunoregalamento

SUPORTE MICRONUTRITION

acordo com a pesquisadora Sarah Ballantyne Ph.D., pacientes com doenças auto-imunes têm, geralmente, deficiências em vitaminas A, B, C, D, E, K, zinco, cobre, ferro, magnésio, e selénio, assim como deficiências de CoQ-10, Omega 3, glicina, e fibra. Uma vez que estes são todos críticos para o bom funcionamento das células imunológicas, um dos objetivos da dieta Paleo auto-imune em nutrientes é a fornecê-lo com uma boa oferta de estas vitaminas e minerais dos alimentos que você come.

Desde que nós sabemos agora que a construção de T reguladoras células é uma das coisas mais importantes que você pode para o seu sistema imunológico, vamos olhar para as vitaminas mais importantes e suplementos para apoiar as células T reguladoras:

- D vitamina
- ÓLEO de peixe, EPA / DHA
- Cepas probióticas não lácteos
- A Vitamina
- A glutationa

VITAMINAD

A vitamina D é um dos pilares para uma boa saúde. A pesquisa mostra, no entanto, que muitas pessoas não recebem o suficiente deste importante vitamina da luz solar e uma dieta isolada. Na sociedade de hoje, muitas pessoas gastam a maior parte de suas vidas em ambientes fechados, usar protetor solar quando fora, e não comer uma dieta rica em vitamina D.

Mais de 40 por cento da população em geral (e 60 por cento das crianças) são estimados em deficientes em vitamina D. Fatores como obesidade, envelhecimento, e vivendo em uma latitude norte, foram encontrados para aumentar o risco de deficiência de vitamina D.

Se você sofre de uma doença auto-imune ou outra doença crônica, você pode aumentar o seu nível de vitamina D (colecalciferol) para apoiar a produção de células T regulatórias e ajudá-lo a superar e prevenir a doença. Você pode obter vitamina D através de suplementos, embora eu recomendo fazer o teste para os níveis de vitamina D antes de ir por esse caminho. Você também pode obter a vitamina D naturalmente a partir de óleo de fígado de bacalhau, arenque, truta, salmão, linguado, cogumelos, fígado bovino, e sol.

ÓLEO DE PEIXE, EPA / DHA

Omega 3 ácidos graxos também suportam as células T regulatórias. Além completando com cápsulas de óleo de peixe, você pode aumentar a ingestão de Omega 3, incluindo salmão, sardinha, atum, cavala e carnes alimentados com capim em sua dieta.

PROBIÓTICOS

Probióticos ajudam a repor a flora em seu intestino. Além completando sua dieta com probióticos não lácteos, você pode reabastecer boa flora intestinal, certificando-se que sua dieta inclui alimentos como chucrute, iogurte de coco, kimchee, kombucha, e coco kefir.

VITAMINA A

Você pode obter a vitamina A a partir de fígado, batata doce, cenoura, folhas verdes escuras, abóbora, abóbora e óleo de fígado de bacalhau.

GLUTATIONA

glutationa é antioxidante primário do corpo. É necessário para a defesa e reparação do revestimento do intestino. Embora o nosso corpo naturalmente produz e recicla a glutationa, a vida moderna pode sobrecarregar o nosso sistema e esgotar-nos deste composto vital. Quando o nosso nível de glutationa é baixa, nosso corpo é mais vulnerável a doenças e danos.

Trabalho de glutationa é para proteger as células, seja de uma doença auto-imune, a privação do sono, ou os ingredientes tóxicos em detergentes perfumados e amaciantes. Os níveis de glutationa saudáveis reduzem o risco de desenvolver doença crônica e auto-imunes, bem como alimentos e químicos sensibilidades

alimentos.Rica em enxofre, como alho, cebola, brócolis, couve, couve, repolho, couve de bruxelas, alho-poró, cebolinha, mostarda, abacate, couve-flor, batata doce e agrião pode ajudar a impulsionar glutationa. Banhos de sal Epsom também são recomendados. O exercício também aumenta a glutationa, para ter certeza de obter o exercício aeróbico diário (como caminhada) e treinamento de força duas a três vezes por semana. Uma das maneiras mais importantes para manter seus níveis de glutationa é reduzir o estresse em seu corpo.

Glutationa como um suplemento não é bem absorvida pelo trato digestivo. Felizmente, muitos compostos nutricionais actuam como blocos de construção para a glutationa e pode ajudar a aumentar e manter o nível no interior e exterior das células. Os nutrientes mostrados abaixo estão alguns dos melhores compostos nutricionais para impulsionar glutationa (nosso antioxidante primário), que assim suporta as células T reguladoras e ajuda a garantir um sistema imunológico mais equilibrada:

- N-acetilcisteína
- o ácido lipóicoAlpha
- L-glutamina
- Milk Thistle
- Centella Asiática
- Selenium
- Vitamina C
- ácido fólico
- B6
- B12

Estes botanicals poderosos, vitaminas e compostos todo o trabalho, apoiando as células T regulatórias. A glutationa também pode ser feita por via intravenosa. Você também pode concentrar-se nas seguintes fontes de alimento para a saúde imunológica idealB6:.

Alimentos fontes de vitamina Carne de porco, mostarda, repolho, couve, alho-poró, alho, atum, bacalhau, acelga, de fígado de vitela, peru, salmão, couve-flor, couve , brócolisB12:.

Alimentos fontes de vitaminafígado bovino, amêijoas, truta, salmão, cordeiro, linguado, camarão e capim alimentados com carneC:.

fontesde alimentos de vitaminalaranjas, clementinas, kiwi, goiaba, tomilho, salsa, couve, folhas de mostarda.

Foo**fontesd de**Selênio:bacalhau, camarão, salmão,

bacalhau, atum, cogumelosL-glutamina:..

Alimentos fontes decarne, frango, peixe e caldo de osso

Alimentos fontes de ácidoalfa-lipóico:carnes de órgãos, por exemplo coração, fígado, rim , brócolis e espinafre

glutationa é extremamente importante para a sua saúde. É por isso que é imperativo ter uma consciência de como evitar o seu esgotamento e garantir que você faça tudo ao seu alcance para mantê-lo em um nível elevado.

ESTRATÉGIAS PARA A PREVENÇÃO GLUTATIONA EXAUSTÃO

Porque glutationa é um fator tão importante para a sua saúde, eu incluí algumas estratégias aqui para ajudar a aumentar os níveis de glutationa.

- **Descubra o que seus intolerâncias alimentares são e retire os alimentos de sua dieta.** Você pode usar o protocolo avançado Paleo auto-imune, que é essencialmente uma dieta de eliminação, ou um teste de laboratório, para ajudar a determinar qual alimentos estão colocando pressão sobre o sistema imunológico e tributar suas reservas de glutationa.
- **Atenha-se ao modelo de dieta Paleo auto-imune.** Alimentos processados e fast foods contêm aditivos químicos, alterações genéticas, antibióticos, hormônios, excesso de açúcar e outros ingredientes que empobrecem a glutationa e colocar pressão em seu corpo.
- **Durma o suficiente.** Privação do sono é muito estressante para o seu corpo. Se você tem um problema de sono, muitas vezes é secundária a alguma outra coisa.
- **Gerenciar sua doença auto-imune.** Uma doença auto-imune ou crônica (como hipotireoidismo de Hashimoto, artrite reumatóide ou diabetes) mantém o sistema imunológico em tecido overdrive e danos, que esgota glutationa.

- __Reduza a sua exposição a toxinas e poluentes.__ Muitas substâncias químicas ambientais comuns são tóxicos para o corpo. Eles podem ser encontrados em xampus, produtos para o corpo, produtos de limpeza, produtos de cuidados de gramado, e assim por diante. Temos o suficiente para lidar com em termos de poluentes no ar e na água, minimizar sua exposição a essas substâncias nocivas em sua casa.
- __Minimize a sua exposição aos CEM.__ Campos Eletromagnéticos (CEM) são uma fonte de "poluição elétrica." Os telefones celulares, computadores, Wi-Fi e outros eletrônicos colocar pressão sobre o corpo.
- Evite fumar, beber, overtraining, e medicamentos.

Qualquer inflamação no corpo coloca uma demanda extra em glutationa e esgota-lo. Além de tudo isso, NFKB é ativado, o que faz com que nos tornemos sistemicamente inflamada e se transforma em óxido nítrico sintase induzível (iNOS). Isso faz com que o dano tecidual e mais inflamação, juntamente com a colocação de uma demanda maior em glutationa.

Apoio Óxido Nítrico Pathways sistema

Quando NFKB é ativado, a inflamação sistêmica se transforma em óxido nítrico sintase induzível (iNOS), que causa danos nos tecidos e mais inflamação. Você pode usar as seguintes substâncias naturais para ajudar a diminuir essa inflamação e facilitar a reparação dos tecidos que, em seguida, leva à diminuição da glutationa necessidade.

- Huperzine A
- Vinpocetine
- adenosina
- Alpha-Ketogluteric Ácido

- L Acetilcarnitina

SUPLEMENTO e Herb GUIA

Agora percebemos que certas ervas, vegetais e suplementos podem ser adversamente "estimulante imunológico" para o paciente auto-imune.

É imperativo, portanto, que você esteja ciente dos potenciais efeitos adversos do uso de certas "imunes estimulantes" ingredientes em suplementos, tais como cogumelos maitake e até erva-cidreira que é em muitos suplementos de sono. Você também precisa de olhar para as cargas incluídas em muitos suplementos e medicamentos-muitos deles contêm glúten "todo alimento."

Infelizmente, há muitos profissionais bem-intencionados atualmente tratam pacientes com doença auto-imune que não têm a formação adequada na imuno-estimulante propriedades das plantas e até mesmo nos alimentos que estão recomendando. Escusado será dizer que é extremamente importante para você ler os rótulos cuidadosamente para ter certeza de que você não está, inadvertidamente, levando modulador imunológico, estimulante imunológico, ou "impulsionar imune" ervas, vegetais ou compostos, tais como extrato de Echinacea purpurea, astrágalo, ashwaganda, betaglucanos , chlorella, cafeína, café, goldenseal, extrato de semente de uva, licopeno, raiz de alcaçuz (exceto DGL), Melissa officinalis (erva-cidreira), Maitake, Pycnogenol, a genisteína, extrato de casca de pinheiro, Panax ginseng, quercetina, Reishi, Shiitake, spirulina, e casca de salgueiro.

O gráfico nesta seção destaca os suplementos que eu encontrei para ser o mais eficaz para os pacientes que eu já tratados para doenças auto-imunes.

Em geral, eu recomendo suplementos Apex, que foram formuladas pelo Dr. Datis Kharrazian . Dr. Kharrazian é um excelente instrutor Medicina Funcional e autor de dois livros informativos chamado *Por que eu ainda tenho sintomas da tireóide Quando meus exames de sangue são normal?* E *Por que não é meu cérebro funcionando?* Esses livros valem a pena ler para qualquer pessoa com preocupações sobre doenças auto-imunes.

também tenho visto grandes resultados de alguns produtos Metagenics longo dos anos. Metagenics foi fundada pelo Dr. Jeffrey Bland, um professor e um líder no campo da pesquisa em nutrição para a gestão de doenças crônicas

IMPORTANTE:. Eu usei alguns suplementos por ambos os fabricantes de sucesso no tratamento de pacientes com auto-imunidade. No entanto, cada paciente é diferente. E certos suplementos podem não ser apropriados para alguns pacientes que sofrem de doença auto-imune. Na minha prática, eu monitoro meus pacientes de perto, estou ciente da condição do seu sistema imunitário, e pode apropriadamente recomendar suplementos específicos para cada caso. É sempre importante usar estes suplementos com a orientação de um profissional treinado, que entende o seu desequilíbrio do sistema imunológico, sabe o que está crescendo em seu intestino, foi executado o trabalho de laboratório adequado, e quem pode ajudá-lo a entender claramente que os suplementos podem ser mais úteis para curando as suas reações auto-imunes.

O Guia de Suplemento e Ervas do Avanco Paleolitico Auto-Imune

Suporte a Linfócitos T Regulatórios			
Produto	**Fabricante**	**Produto**	**Fabricante**
• Omegagenics EPA/DHA	Metagenics	• AC glutathione	Apex Energetics
• Ultra Flora Plus DF	Metagenics	• Strengtia	Apex Energetics
• D3 5000	Metagenics	• Liqua-D	Apex Energetics
• Glutaclear	Metagenics		

Suporte a Vitaminas em Geral	
Produto	**Fabricante**
• Metagest	Metagenics
• Metazyme	Metagenics

Suporte GI Geral			
Produto	**Fabricante**	**Produto**	**Fabricante**
• Metagest	Metagenics	• Super Digestzyme	Apex Energetics
• Metazyme	Metagenics	• HCL Prozyme	Apex Energetics
• Zinlori	Metagenics	• Gastro ULC	Apex Energetics

Suporte a Desintoxicação e Metilação			
Produto	**Fabricante**	**Produto**	**Fabricante**
• Actifolate	Metagenics	• AC Glutathione	Apex Energetics
• Folapro	Metagenics		

Suporte Adrenal			
Produto	**Fabricante**	**Produto**	**Fabricante**
• Cortico B5, B6	Metagenics	• Corticozyme	Apex Energetics

Reduz Inflamação			
Produto	**Fabricante**	**Produto**	**Fabricante**
• Omegagenics EPA/DHA	Metagenics	• Nitric Balance	Apex Energetics
• Inflavonoid	Metagenics	• AC Glutathione	Apex Energetics

Suporte Cerebral			
Produto	**Fabricante**	**Produto**	**Fabricante**
• Omegagenics DHA 600	Metagenics	• Acetyl Ch	Apex Energetics
• St. John's Wort with Folate and B12	Metagenics	• Neuro Flam NT	Apex Energetics

Para ter ajuda em elaborar um programa de tratamento personalizado de Nutrição Paleo Auto-Imune e Medicina Funcional, por favor visite **www.paleobreakthrough.com**

Page 50

A PEQUENA LISTA DE SUPLEMENTOS PARA REVERTER REAÇÕES AUTO-IMUNES

Os suplementos listados nesta seção são de minha pequena lista de plantas que eu recomendo aos meus pacientes que sofrem de doença auto-imune. Para nomes reais do produto, consulte o guia de suplemento no gráfico acima.

REGULAMENTAÇÃO DE APOIO T-CELL

EPA / DHA, probióticos não-lácteos, vitamina D (primeiro teste antes de completar), e apoiando glutationa com precursores (N-acetilcisteína, . ácido alfa-lipóico, L-glutamina, Milk Thistle, Centella Asiática, vitamina C e selênio)

NOTA *IMPORTANTE:.N-acetilcisteína não é apropriado no caso de infecção por candida*

REDUZIR A INFLAMAÇÃO

curcumina, EPA / DHA, glutationa

APOIO DESINTOXICAÇÃO E METILAÇÃO

folato, B6 e B12 (verifique o do SNP primeiro com um teste como 23andMe)

GOTEJANTE APOIO GUT

L-glutamina, zinco L-carnosina, DGL e alimentos probióticos.

GERAL GI APOIO

enzimasdigestivos, Ox Bile, e ácido clorídrico (sempre consultar com um profissional que esteja familiarizado com a dosagem de ácido clorídrico antes de usar comprimidos de ácido clorídrico) PARASITA:.

GERAL DE APOIO VITAMINA

glicinato de magnésio, vitamina Para

C.DISBIOSE, SIBO,

Para SIBO especificamente, se uma versão de amido livre do Paleo isn protocolo auto-imune 't suficiente para resolver os sintomas (ou seja, através da remoção de alimentos SIBO cuidado), pode ser necessário considerar o uso de antibióticos como Xifaxin e / ou medicamentos botânicos

IMPORTANTE:. Enquanto as ervas são rotineiramente usados para infecções gastrointestinais, muitos dos botanicals nesta classe para matar fungos, bactérias e parasitas são potenciais TH1 estimulantes do sistema imunológico e são mais utilizados, sob a orientação de um profissional experiente, que pode ajudá-lo a compreender como tratar o seu desequilíbrio do sistema imunológico. Por favor, não use estes suplementos sem a orientação de um profissional treinado, que entende o seu desequilíbrio do sistema imunológico, sabe o que está crescendo em seu intestino, foi executado o trabalho de laboratório adequado, e quem pode ajudá-lo a entender claramente que os suplementos podem ser mais úteis para curando as suas reações auto-imunes.

Transição Para Protocolo Auto-imune do American dieta padrão (A TRANSIÇÃO quatro dias)

Se você está em transição para a dieta Paleo autoimune avançado da dieta americana padrão (SAD), você pode encontrar as seguintes diretrizes de transição para ser útilAPOIO.

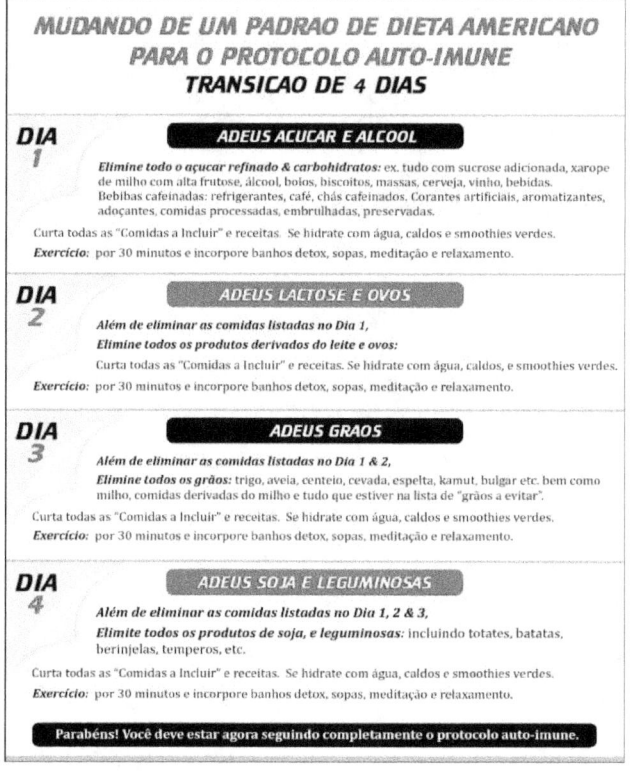

DESINTOXICAÇÃO Passando à
PROTOCOLO AUTO-IMUNE

Para qualquer um a transição para o modelo de Paleo auto-imune da American Standard Diet, uma dieta sem glúten à base de grãos, ou até mesmo uma dieta Paleo padrão, você pode se beneficiar da informação nesta secção como o seu corpo se ajusta ao protocolo auto-imune.

SUPORTE A DETOX
ENQUANTO MUDANDO PARA O PROTOCOLO AUTO-IMUNE

Todos aqueles transicionando ou de uma dieta padrão americana, uma dieta de grãos sem glúten, ou até mesmo a dieta Paleo padrão, podem se beneficiar deste suporte extra enquanto seu corpo se ajusta ao protocolo auto-imune.

RECEITA DE BANHO DETOX:
- 1 Kg de sal Epsom plus
- 1 Kg de bicarbonato de sódio
- 10 gotas de óleo essencial de lavanda

CALDO DETOX:
- 3 quartos de água
- 1 cebola grande picada
- 2 cenouras cortadas
- 1 copo de daikon
- 1 copo de nabos e couve-nabos cortados em cubos grandes
- 2 copos de folhas cortadas: couve, salsa, folha de beterraba acelga, coentro e outras folhas)
- 2 salsões
- ½ copo de repolho
- fatias de 11 cm de gengibre
- 2 dentes de alho inteiros
- Sal marinho para dar gosto

Adicione todos os ingredientes de uma vez e coloque em fogo baixo por 60 minutos. Esfrie e pressione os vegetais e os jogue fora. Faz aproximadamente 8 copos. Guarde na geladeira. Aqueça e beba 3-4 copos/dia.

SUPORTE AO FÍGADO
Tente um shot de azeite de oliva & suco de limão (uma colher de sopa de cada com 120 ml de água).

ALIMENTOS PARA DETOX DO FÍGADO
Proteína, couve, brócolis, repolho, couve-flor, repolho de bruxelas, beterabas.

SUPLEMENTOS PARA DETOX DO FÍGADO:
Milk thistle, Glutationa e seus precursores, L- Glutamina, L- Glicina and L-Cisteína (NAC).

VINAGRE DE MAÇÃ PURO:
1 colher de sopa diluída com 1 colher de sopa de água ajuda seu estômago a produzir ácido hidroclorídrico, e ajuda com a digestão de proteínas.

PARA DORES NO CORPO, DOR DE CABEÇA E CONSTIPAÇÃO:
- 800 mg glicinato de magnésio

EXERCÍCIO FÁCIL:
30 minutos de caminhada diária.

Redução do stress

Reduzir o estresse é um fator importante na melhora do equilíbrio do sistema imunológico e saúde em geral. Descobri que, juntamente com a acupuntura e massagem terapêutica, exercício (no meu caso natação), yoga e meditação têm ajudado me fornecer uma maior consciência da minha própria capacidade de regular o meu sistema nervoso e sistema imunológico. Respiração consciente, em particular, na yoga e outras atividades ajuda a equilibrar o sistema nervoso.

Visualização também pode ser uma prática útil. Na terapia chinesa Medical Qi Gong, por exemplo, os pacientes são instruídos a visualizar o que ela gostaria de ser curado como o praticante faz o mesmo. Usando a visualização de imaginar ser curado pode ser uma poderosa técnica que vale a pena cultivar.

Também recomendo encontrar um bom estúdio de ioga, um acupunturista, uma classe de meditação, e fazendo tudo em seu poder para evitar o estresse de entrar em seu corpo. Banhos de sais de Epsom diárias são uma outra forma eficaz de ajudar a gerir o stress.

Os 30 Dias Elimination Challenge

COMEÇAR

O plano de auto-imune Paleo avançado é projetado para reduzir rapidamente a inflamação e curar permeabilidade intestinal através de intervenções dietéticas específicas. Para acalmar a sua resposta imune / inflamatória e permitir que o intestino para curar, você precisará remover os principais alimentos agressores, incluindo ovos, grãos, álcool, solanáceas, nozes, sementes, legumes e laticínios por pelo menos 30 dias. Isso é conhecido como a fase de eliminação da dieta.

Uma vez que você começar a este plano, sua ênfase na dieta será sobre, e alimentos ricos em nutrientes orgânicos inteiros, que contribuem para melhor digestão e função imunológica. Você vai comer muitas frutas e vegetais ricos anti-inflamatória e antioxidante. Os legumes e proteína que você vai comer vai aumentar seus minerais e aminoácidos, que ajudam a estabilizar o açúcar no sangue e fortalecer suas glândulas supra-renais. Você é encorajado a comer três refeições / dia, sem pular nenhuma das refeições. Além de não pular refeições, comer uma pequena quantidade de proteína em cada refeição é uma ótima maneira de você está seu nível de açúcar no sangue equilibrado. Você também vai reduzir a inflamação intestinal e obter uma grande quantidade de nutrientes necessários para a saúde intestinal micro-flora através de alimentos probióticos e de cultura. Acrescente a isso muita água e chás de ervas e você vai ficar fora de um grande começo.

Em geral, você é encorajado a comer de pasto, a carne alimentada com capim, peixes selvagens, a abundância de vegetais, gorduras saudáveis (de salmão, cavala , coco, abacate e azeitonas) e alimentos fermentados (como chucrute, kombucha, kefir de coco e iogurte), junto com a abundância de água, smoothies verdes e chás de ervas sem cafeína.

Certifique-se de comer uma boa qualidade (pastavam , grama Fed) carne de órgãos, e caldo de osso rico em glicina, pelo menos, cinco vezes por semana. Tente conseguir pelo menos três porções por semana de peixe e / ou marisco, juntamente com muitos legumes e vegetais do mar (por exemplo, algas). Mantenha a sua ingestão diária de frutose para menos de 20g/dia.

Você é encorajado a comer os alimentos sobre os "alimentos para Incluir" lista incluída no livro, com a ressalva de que você deve evitar todos os alimentos que você suspeita são problemáticos e não fazer Concordo com a sua constituição. Como regra geral, evite pensar sobre o que você não pode comer, e se concentrar em todos os alimentos que você pode comer!

Depois de 30 dias sobre este plano que você deve observar os benefícios de saúde significativos, incluindo diminuição reações auto-imunes, diminuição da inflamação, aumento da clareza mental , melhor digestão e melhor humor e energia. Cada pessoa vai reagir de forma diferente sobre esta dieta, e alguns pacientes levam mais tempo para ver os resultados. Alguns que ir nessa dieta terá de continuar estritamente sobre este plano durante um ano ou mais antes de introduzir qualquer alimento potencial dispara de volta em sua dieta.

Se você não melhorar durante este protocolo Paleo autoimune Paleo avançado, você vai ter que fazer uma investigação mais aprofundada e considerar outros aspectos que poderiam estar dirigindo suas reações auto-imunes. Por exemplo, alguns pacientes precisam verificar para SIBO, disbiose e / ou intolerância FODMAP, proteínas de reação cruzada, infecções ocultas, desequilíbrios hormonais e exposição a produtos químicos.

Se os sintomas auto-imunes voltar depois de ficar fora do protocolo auto-imune Paleo, você pode sempre retornar à dieta para diminuir a sua resposta inflamatória. Sempre verifique com seu médico se você tem um surto de sintomas.

As diretrizes do plano de auto-imunes Paleo estão resumidos no quadro seguinte.

GUIA DO PROTOCOLO AUTO-IMUNE

- Coma comidas fermentadas como chucrute, quefir de côco e iogurte.
- Beba 8 copos de água incluindo caldos de vegetais ou osso-buco diariamente.
- Coma proteínas de animais alimentados organicamente e peixes.
- Coma frutas com baixo açúcar e vegetais sem amido.
- Sem alimentos geneticamente modificados (AGM).
- Coma carboidratos de frutas e vegetais.
- Coma gorduras de abacates, côco e azeite de oliva.
- Coma um pouco de carne orgânica por semana.
- Medite por pelo menos 5 minutos por dia.
- Coma fibras de frutas e vegetais.
- Coma supercomidas diariamente.
- Tome chá verde diariamente.
- Durma por 7-9 horas.
- Sem produtos do leite.
- Sem suco de frutas.
- Sem ovos.
- Sem grãos.
- Sem açúcar refinado.
- Sem pular refeições.
- Sem vinho ou álcool.
- Sem alimentos processados.
- Sem vegetais angiospérmicos.
- Sem comidas defumadas ou salgadas.
- Sem cereais ou sementes tipo grãos.
- Sem nozes, sementes ou temperos de sementes..
- Faça 5 porções de caldo de osso-buco por semana.
- Coma 3 porções de peixe rico em ômega-3 por semana.
- Se exercite todo dia, preferencialmente por 30 minutos.
- Sem ibuprofeno, aspirina, acetaminofeno, naproxen.
- Tome banhos detox diários com sais Epsom, e bicarbonato de sódio.
- Sem legumes (ex. amendoim, feijão, lentilha, ervilha e soja).
- Considere enzimas digestivas, ácido hidroclorídrico, e vinagre de maçã para facilitar a digestão.

Uma palavra sobre alimentos de cuidado na lista de alimentos auto-imunes:

Falando em geral, estes alimentos são imunogênicos, difíceis para digerir, com chance de alimentar bactérias intestinais, disbiose, e/ou contribui para o desbalanço sanguíneo. Se sua imunidade for alta (sem crescimentos, disbioses, reações a alimentos), e seu açúcar no sangue estiver balanceado, estes itens podem ser tolerados em moderação.

ALIMENTOS PARA INCLUIR E ELIMINAR

Esta secção inclui uma lista de alimentos para incluir, bem como alimentos para eliminar de sua dieta. Como mencionado no capítulo anterior, não se esqueça de se concentrar em todos os alimentos que você pode comer, em vez de se lamentar sobre os itens que você não pode mais ter! E, lembre-se, a linha inferior é que você está partindo para essa aventura na dieta, a fim de melhorar sua saúde.

ALIMENTOS PARA INCLUIR

FRUTAS

maçãs, damascos, pêras asiáticas, bananas, mirtilos, amora, amora, cerejas, clementinas, cranberry, figos, goiaba, uva, uva, kiwi, limões, limas, marionberry, manga, melão, nectarina, laranja, mamão, pêssegos, peras, caquis, ameixas, pluots, banana, romã, framboesa, morango, tangerina, e melancia.

LEGUMES

Espargos, rúcula, alcachofra, abacate, corações de alcachofra, couve de Bruxelas, manjericão, beterraba, folhas de beterraba, brócolis, brócolis, bardana, bok choy, couve, cenouras, couve-flor, aipo, aipo, acelga, chicória, couve, acelga, pepino , rabanete daikon, dente de leão verdes, raiz de erva-doce, repolho verde, feijão verde, brócolis, alcachofra de Jerusalém, couve, couve-rábano, alho-poró, alface, mostarda, repolho Napa, urtigas, quiabo, cebola, beldroega, repolho roxo, rabanete, cebola, cebolinha , ervilhas, espinafre, abobrinha, nabos, castanhas de água, agrião e abobrinha.

CARBOIDRATOS DENSAS

Acorn abóbora, beterraba, abóbora, banana da terra e raiz de lótus, batata doce, taro e inhame.

FUNGOS,

Cogumelos de tecla cogumelo, crimini, abobrinha italiana, puffball, ostra, etc

PEIXE SELVAGEM

Bacalhau, linguado, arenque, linguado, pescada, cavala, ostras, pargo, salmão, marisco, atum, sardinha, patim, truta, etc

CARNE,

Carne búfalo, bisonte, frango, jogo galinha Cornish, pato, emu, ganso, cabra, carnes fatiadas orgânicos (sem glúten e sem açúcar), cordeiro levantou-pasto, carne de porco, avestruz, salsicha (sem enchimentos ou especiarias pretinha), codorna, pombo, peru, carne de veado, o nitrato não curado / charcutaria nitritos, e bacon de grass-fed/pastured carne / carne de porco.

MIUDEZAS

caldoóssea, fígado, rins e coração.

E IOGURTE

Leitede coco e iogurte de coco sem açúcar.

GORDURAS E ÓLEOS

O óleo de coco, azeite de oliva extra-virgem , semente de linhaça, óleo de avelã, gergelim, óleo de palma vermelho, nogueira, gordura animal, óleo de abacate, gordura de pato, e sebo

CUIDADO:.Alguns pacientes podem ser sensíveis às

*seguintes e porca à base de sementes de*óleos:óleo de linhaça, óleo de avelã, óleo de macadâmia, óleo de gergelim, óleo de noz evegetariano..

DE

óleococo,manteiga de coco, leite de coco, leite de coco, coco aminoácidos, kefir de coco, iogurte sem açúcar coco e flocos de coco sem açúcar

BEBIDAS

Caldos, kefir de coco, suco recém-feitos , filtrada ou água destilada, smoothies verde, chá de ervas, kombucha, água kefir, e água mineralervas:..

CHÁS

chásde   hortelã-pimenta, gengibre, erva-cidreira, hortelã, camomila, rooibos, lavanda, canela e leite de cardo

Em Moderação: Preto e Green Tea

ALIMENTOS FERMENTADOS

Beterraba kvass, cenouras, pepinos, mamão verde, kombucha, kimchee, água kefir, vegetais e frutas lacto-fermentados, tais como beterraba fermentados, picles, gengibre em conserva, picles iogurte de coco sem açúcar, kefir de coco sem açúcar (sem milho ou agentes espessantes à base de arroz), picles fermentados com sal,e chucrute.

CONDIMENTOS

vinagremaçã cidra, vinagre balsâmico, vinagre de coco, Red Boat molho de peixe, aminoácidos de coco, e vinagre de ameixa ume.

ERVAS E ESPECIARIAS

folhas de louro, manjericão, cebolinha, camomila , cerefólio, canela, cravo, coentro, endro, alho, gengibre, raiz-forte, erva-cidreira, manjerona, maça, orégano, salsa, hortelã, alecrim, sálvia, mar, sal, hortelã, açafrão, sal marinho, cebolinha, açafrão, tomilho, . e estragão

*CUIDADO: Alguns pacientes podem ser sensíveis aos seguintes especiarias à base de*sementes: . *Pimenta da Jamaica, pimenta preta, cardamomo, pimenta branca, verde e rosa, o zimbro, anis estrelado, fava de baunilha e*

AÇÚCAR SUBSTITUI

canela, hortelã e gengibre

*CUIDADO:..Use os seguintes itens na moderação H,*oney *xarope de bordo, melaço, açúcar de cana em bruto e açúcar*data.

CUIDADO ALIMENTOS PARA INCLUIR COM MODERAÇÃO

UMA PALAVRA SOBRE ALIMENTOS CUIDADO

De um modo geral, esses alimentos são ou imunogênica, difícil de digerir, provavelmente para alimentar intestino overgrowths bacterianas, disbiose, e / ou contribuir para o desequilíbrio de açúcar no sangue. Esses itens podem ser tolerados com moderação Se a sua imunidade intestinal é forte (ou seja, não overgrowths, não disbiose, sem reações alimentares, e um revestimento do intestino saudável) e seu nível de açúcar no sangue está equilibrado.

ADOÇANTES

mel, xarope de bordo, melaço, açúcar de cana em bruto e açúcar data deve ser usado com moderação e não em todos, se você tem disbiose e / ou SIBO ou intolerância à frutose.

ESPECIARIAS

Pimenta da Jamaica, pimenta preta, cardamomo, pimenta verde e rosa, o zimbro, anis estrelado, e fava de baunilha pode ser irritante paraum intestinopermeável.-e

PORCA ÓLEOS À BASE DE SEMENTE

óleo dede linhaça, óleo de avelã, óleo de gergelim, óleo de noz, óleo de macadâmia e pode ser irritante para um intestino permeável.

FRUTAS DE ALTA GLICÊMICO

uvas, melancia, manga, abacaxi, frutas secas, e frutas desidratadas podem alimentar dybiosis e de açúcar no sangue desregular. Em geral, recomenda-se manter o consumo de frutose a seguir 20 g por dia (que pode ser de 2-5 unidades por dia, dependendo da fruta). Estes frutos são bons com moderação Se você tem um intestino saudável, sem quaisquer overgrowths de SIBO ou disbiose, o açúcar no sangue estável, e pode tolerar a frutose.

ALIMENTOS PARA ELIMINAR

VEGETARIANOS

Evite todos os vegetais pretinha. Isso inclui batatas (mas não batata doce), todos os tomates, pimentões vermelhos e verdes, pimentas, beringelas, tomatillos, pimentão-doce, piri, pimenta de caiena, pimentão (Habanero, Anaheim, Serrano, etc) Evite pimenta em pó seco como páprica, pimenta em pó, caril em pó, flocos de pimenta, molhos quentes, molhos Tabasco, salsas, bagas de goji, e ashwaganda.

FRUTAS

Evite frutas enlatadas.

PROCESSADO E ENLATADOS CARNES

Bacon (a menos que o glúten, laticínios e conservantes), deli carnes, defumados / seca / carne e peixe salgado. Salsichas e frios com especiarias à base de sementes ou moura.

PEIXES,

Baleia tubarão e peixe-espada. Tilápia e bagre viveiro devem ser consumidos com moderação.

NOZES E SEMENTES

Evite todas as nozes e sementes, incluindo amêndoas, castanha do Brasil, café, cacau, caju, castanhas, avelãs, macadâmias, nozes, pistache, abóbora, nozes, nozes e girassol .

SEMENTES E ESPECIARIAS BASEADA EM SEMENTES

de anis, urucum, cominho preto, aipo, coentro, canola, cominho, chia, endro, erva-doce, feno-grego, mostarda, noz-moscada, papoula e gergelim.

LEITE

manteiga dede vaca e de outros animais (caprinos / ovinos) leites, queijo, requeijão, creme de leite, sobremesas congeladas, manteiga, sorvetes, maionese, cremes não lácteos, leite de soja, soro de leite e iogurte.

GORDURAS E ÓLEOS

Evite óleos hidrogenados processados, manteiga, margarina, maionese, amendoim petróleo e de encurtamento.

FEIJÃO E LEGUMES

Evite todos os grãos, feijão preto, feijão-fradinho, castanha de caju, grão de bico, feijão, feijão, lentilha, fava produtos, miso, ervilhas, manteiga de amendoim / amendoim, soja e soja.

FUNGOS

Evite cogumelos medicinais (por exemplo, Shiitake, Maitake, Reishi e)churrasco.

SOJA

Leite de Soja, molho de soja, tofu, tempeh, proteína de soja, e edamame.

BEBIDAS

Todos bebidas com cafeína, bebidas alcoólicas, café, suco e refrigerante.

CONDIMENTOS

molho de , padaria e levedura de cerveja, chutneys, ketchup, relish, molho de soja, e outros condimentos.

ADOÇANTES

Evite o açúcar branco e marrom, agave, xarope de arroz, xarope de milho, Equal, adoçantes de fruta, xarope de milho, xarope de bordo, NutraSweet , Splenda, stevia, Truvia, xilitol, e stevia verde cru.

GRÃOS

amaranto, cevada, trigo sarraceno, milho (inclusive fubá e pipoca), trigo rachado e trigo duro, bagas e outras formas, como bulgur, emmer, farro, einkorn, painço , aveia, aveia, quinoa, arroz, centeio, sorgo, teff, triticale e trigo (incluindo variedades, como espelta e kamut).

PRODUTOS DE GRÃOS

Pães, bolos, tortillas de milho, batatas fritas, bolachas, biscoitos, bolo, donuts, pão achatado , bolos, macarrão, massas, pizza, pita, panquecas, pães, amido, xarope, tortillas, e waffles.

GRÃO COMO SUBSTÂNCIAS E PSEUDO CEREAIS

amaranto, trigo sarraceno, taboa, chia, crista de galo, goosefoot, pitseed, quinoa, Kaniwa e wattleseed (também conhecida como semente de acácia).

FOODSQUE CONTÊM

molho de churrascoglúten,pastas, caldo de carne, levedura de cerveja, frios, condimentos, emulsificantes, enchimentos, goma, cachorros-quentes, planta hidrolisada e proteína vegetal, ketchup, molho de soja, carnes de almoço, malte, aroma de malte, vinagre de malte, pão ázimo, amido modificado, glutamato monossódico, desnatadeira non-dairy, molhos para salada processados, seitan, estabilizadores, molho teriyaki, e proteína vegetal texturizada.

LEGUMINOSAS,

Beans incluindo as ervilhas, lentilhas, soja e amendoim .

LECTINAS

Evite nozes, feijão, berinjela, batata, tomate, pimentão, óleo de amendoim, manteiga de amendoim, soja, óleo de soja, etc

LEITERIA

Todos os produtos lácteos, incluindo leite, creme e queijo de vacas, cabras, ovelhas, etc

OVOS

Evite ovos e alimentos que contêm ovos (por exemplo, maionese).

ÁLCOOL

Evite todas as bebidas alcoólicas.

ALIMENTOS PROCESSADOS

carnes curadas, alimentos enlatados, temperos pré-misturados e molhos, maionese, mostarda e açúcar.

SUGARS

Evite agave, xarope de arroz, açúcar de coco , açúcar de palma, xarope de milho, Equal, adoçantes de fruta, xarope de milho, NutraSweet, stevia verde cru, Splenda, stevia, Truvia, açúcar branco ou marrom, e xilitol.

ESPECIARIAS BASEADA EM SEMENTES

de anis, urucum, cominho preto, aipo , cacau, coentro, cominho, endro, erva-doce, feno-grego, mostarda, noz-moscada, papoula e gergelim.

BERRY-E ESPECIARIAS À BASE DE FRUTA

pimenta da Jamaica, pimenta preta, cardamomo, pimenta verde e rosa, o zimbro, anis estrelado, e fava de baunilha.

CAFÉ

Remover café por 30 dias e proceder com cautela sobre reintroduzindo-lo à sua dieta

IMUNE ESTIMULANTES

extrato.Echinacea purpurea, astrágalo, ashwaganda, betaglucanos, chlorella, cafeína, café, goldenseal, extrato de semente de uva, licopeno, raiz de alcaçuz (exceto DGL) , Melissa officinalis (erva-cidreira), Maitake, Pycnogenol, genisteína, extrato de casca de pinheiro, Panax Ginseng, quercetina, Reishi, Shiitake, spirulina, e casca de salgueiroELIMINAÇÃO:.

Parabéns pela conclusão FASE 30 + DIA Agora vamos solucionar

os seguintes alimentos são incluídos no protocolo auto-imune, no entanto, eles ainda podem ser problemático para alguns pacientes. Se você está enfrentando pouca ou nenhuma melhora após 30 dias, você pode querer experimentar mais, eliminando outros alimentos listados abaixo.

FODMAPS E FODMAPINTOLERÂNCIA

FODMAPSdescrever os carboidratos encontrados em muitos alimentos comuns. FODMAP significa fermentáveis Oligo-, di-e mono-sacarídeos, e polióis (álcoois de açúcar).

FODMAP intolerância pode ajudar a descobrir a possibilidade de ter deficiências enzimáticas e / ou ter intestino delgado supercrescimento bacteriano. Quando mal digeridos, os carboidratos de FODMAPs irá alimentar bactérias ruins (veja SIBO abaixo), que por sua vez produzem metano e gás hidrogênio que pode causar o inchaço, cólicas, arrotos, gases, diarréia e outros problemas intestinais que são geralmente diagnosticados como IBS.

overgrowths bacterianas que permanecem sem tratamento pode contribuir para intestino permeável e a resposta inflamatória / imune. Intolerância FODMAP pode indicar deficiências enzimáticas, insuficiência GLUT5, ou a possibilidade de ter supercrescimento bacteriano do intestino delgado e / ou disbiose, que pode exigir mais testes e acompanhamento com um profissional de saúde qualificado.

Se você tiver os sintomas da SII e não estão a melhorar na rigorosa fase de eliminação da dieta Paleo auto-imune, a melhor maneira de verificar a existência de sensibilidade FODMAP seria retirar frutas de alta frutose e outros alimentos FODMAP por pelo menos 30 dias e depois reintroduzi-los. Você também pode verificar para SIBO se ainda não há mudança. Se você quer reintroduzir estes alimentos a sua dieta, certifique-se que você tenha resolvido a causa de sua intolerância FODMAP para evitar sintomas.

INGESTÃO DE FRUTAS PARA FODMAP INTOLERÂNCIA

Se você tem uma intolerância FODMAP, recomenda-se evitar frutas de alta frutose (incluindo frutas secas, cerejas, maçãs e peras). Além disso, sugere-se a manter as outras porções de frutas para menos de 20g de frutose / dia.

FODMAPS NAS PALEO

maçãsPROTOCOLO,alcachofras, alperces, espargos, abacate, beterraba, amoras, brócolis, couve de Bruxelas, abóbora, repolho, couve-flor , aipo, coco farinha, leite de coco, creme de coco, manteiga de coco, cerejas, coco seco, frutas secas, funcho bulbo, alho, uvas, mel, alho-poró, cogumelos, nectarinas, quiabo, cebola, peras, ameixa, caqui, pêssego, pluots, abóbora, radicchio, e chucrute.

SIBO ALIMENTOS CAUTELA NOS PALEO PROTOCOLO

Parsnips, inhame, brócolis, couve-rábano, quiabo, batata doce, inhame, banana, alcachofra de Jerusalém, nabo, raiz de lótus, raiz de mandioca, mandioca, tapioca e mandioca .

OUTROS ALIMENTOS SUSPEITO: A PRÓXIMA FRONTEIRA

Depois de dar seu corpo algum tempo para se adaptar à dieta auto-imune, você pode perceber muito menos inflamação e melhor função imunológica. Alguns pacientes podem ainda precisa explorar outras sensibilidades alimentares e outros gatilhos subjacentes da má digestão.

Não é sugerido para ir off-alta salicilato, de alto a histamina, e alimentos ricos em oxalato na fase de eliminação. No entanto, se você ainda está experimentando sintomas após 30 dias, você pode querer adicionar essas categorias de alimentos para o seu plano.

SALICYLATE SENSIBILIDADE

SensibilidadeSalicylate tem o potencial para criar mais a inflamação no corpo e tem sido associada ao IBS, doença de Crohn, e colite. Alimentos ricos em salicilato também têm sido associados com os seguintes sintomas: comichão na pele, urticária ou erupções cutâneas, dores de estômago, náuseas e / ou diarréia, asma, outras dificuldades respiratórias, como tosse persistente, dores de cabeça, inchaço das mãos e pés, inchaço dos tecidos das pálpebras, face, e / ou lábios (angioedema), alterações na cor da pele, fadiga, dor, coceira, inchados ou ardor nos olhos, congestão nasal ou sinusite, perda de memória e falta de concentração (ligada ao ADHD), zumbido nos ouvidos , depressão e ansiedade.

ALTA SALICILATO FOODS BAGOS DE

nosprotocolo,damasco, abacate, amora, cereja, ameixa / ameixa, azeitona verde, rúcula, pepino, rabanete, tangelo, tangerina, castanha de água, óleo de coco, azeite de oliva, tudo frutas secas, mel, data, uva, goiaba, laranja e abacaxi.

HISTAMINA INTOLERÂNCIA

Pacientes que têm intolerância salicilato também podem ter intolerância a histamina. Como intolerância FODMAP, intolerância a histamina pode ajudar a descobrir SIBO e / ou bactérias dysbiotic e / ou deficiências enzimáticas.

No caso de crescimento excessivo de bactérias, as bactérias secretam histamina, eo sistema de enzima que quebra a histamina fica sobrecarregado e resulta em sintomas alérgicos similar ao salicilato intolerância (incluindo congestão nasal, erupções cutâneas, dores abdominais, náusea, asma, coriza, coceira na pele, olhos lacrimejantes, urticária, fadiga, dores de cabeça, irritabilidade, azia, e angioedema). Muitos alimentos que são ricos em salicilatos também são ricos em histamina.

ALTA HISTAMINA FOODS

Bacon, bagas, cravo, canela, frutas secas, enchidos, presunto curado fermentado, carnes curadas fermentados, embutidos fermentados, grapefruit, kombucha, limões, cal, restos de carne, cavala, laranjas, chucrute, marisco, chucrute, sardinha, espinafre, vinagre, picles de vinagre, anchova e pasta de anchova, banana, molho de peixe, pasta de peixe, uva, carne de porco, pasta de camarão, morango, atum e tangerina.

ALTA OXALATO ALIMENTOS

Alimentosque são ricos em oxalatos podem contribuir para a dor e inflamação.

ALIMENTOS RICOS EM OXALATO NO PROTOCOLO

batata-doce, endívia, aspargo, couve de bruxelas, pepinos, aipo e beterraba, acelga e beterraba.

Segue-high-oxalato alimentos não estão no protocolo auto-imune Paleo, então você pode querer considerá-los mantê-los fora de sua dieta completamente, ou pelo menos até que você esteja condição melhora: amêndoas, nozes, castanha de caju, nozes, girassol, gergelim, amendoim, feijão , feijão, soja, centeio, milho, aveia, milho, batata, chá, café e cerveja.

reintrodução de depois de

alimentosreintroduzir um alimento de sua dieta, fazer um alimento de cada vez, e depois esperar 72 horas para ver se você tem todas as reações (por exemplo, dor de cabeça, dor nas articulações, erupções cutâneas, diminuição da clareza mental, etc.) Certifique-se de esperar até que o sintoma desapareça antes de reintroduzir a próxima comida.

QUE POSSO COMER PRIMEIRO?

De acordo com Sarah Ballantyne, Ph.D., que é também conhecido como The Mom Paleo, tente reintroduzir os alimentos que são os menos propensos a ser problemático , como gema de ovo, não pretinha especiarias à base de sementes e vegetais ricos em amido, sementes de gergelim (exceto), nozes, manteiga de erva-alimentados e álcool.

Você pode então introduzir alimentos que podem ser gatilhos moderados, incluindo páprica, pimentão, berinjela, café, cacau, chocolate, sementes de gergelim, mandioca, mandioca, mandioca, fermento, alimentados com capim creme cru e produtos lácteos fermentados alimentados com capim. Você deve reintroduzir cabra leiteira leite antes de laticínios leite de vaca, uma vez que parece que a maioria dos pacientes pode tolerar cabra leiteira melhor do que vaca leiteira.

Os piores infratores deve ser reintroduzido passado. Estes incluem claras de ovos, pimenta, AINEs e tomate (que pode realmente ser melhor evitar para sempre).

CROSS-REATIVAS PROTEÍNAS

Se você tiver intolerância ao glúten, como a maioria das pessoas com doenças auto-imunes que, proceda com cuidado, se alguma vez reintroduzir as seguintes proteínas : proteínas lácteas (caseína, casomorfina, butyrophilin, e de soro de leite), aveia, levedura de cerveja / 's padeiro, café instantâneo, sorgo, milheto, milho, arroz e batata. Esses alimentos podem causar o mesmo anticorpo / reação inflamatória como glúten

IMPORTANTE:. Desde a reintrodução de alimentos podem causar reações pronunciadas, você deve sempre informar o seu médico de cuidados de saúde, quando você está pensando em reintroduzir alimentossente.

SOLUÇÃO DE PROBLEMAS DO PROTOCOLO DE AUTO-IMUNE

A maioria dos pacientes muito menos inflamado quando vão no protocolo auto-imune Paleo. Eles tendem a ter uma melhor digestão e energia, juntamente com a diminuição acentuada reações auto-imunes. Outros pacientes, no entanto, ainda pode experimentar perturbações digestivas de certos alimentos. Ao invés de jogar a toalha e destituir o protocolo completo, você é encorajado a ver os seus sintomas como um indício clínico para uma investigação mais aprofundada. Siga as pistas até encontrar a resposta à sua condição auto-imuneseguinte:.

Se você continuar a ter sintomas depois aderindo ao plano auto-imune Paleo, você pode precisar para investigar o

- Está na hora de fazer exames de sangue para verificar se há anemia, problemas de açúcar no sangue, ou infecções escondido?
- É hora de considerar uma análise abrangente digestivo?

- Você tem SIBO que precisa ser tratada?
- Você tem intestino solto que precisa de suplementação terapêutica específica?
- Se você considerar evitando FODMAPs, alta de histamina, de alta salicilato, e alimentos ricos em oxalato?
- Você deve considerar a adição de suplementos para ajudar a diminuir a sua inflamação e hacking a expressão do gene em uma base diária?
- Você precisa equilibrar o açúcar no sangue, ajuda no apoio à sua saúde adrenal, e / ou ajuda na desintoxicação / metilação?
- É na hora de tomar a higiene do sono mais a sério e começar a proteger os seus ritmos circadianos?

Você pode consultar o seguinte quadro de referência a considerar o próximo passo (s) no combate à sua doença auto-imune. Como mencionado ao longo deste livro, você também deve trabalhar com um profissional de saúde conhecedor (se você já não estiver) para chegar ao fundo do que está acontecendo com o seu sistema imunológico.

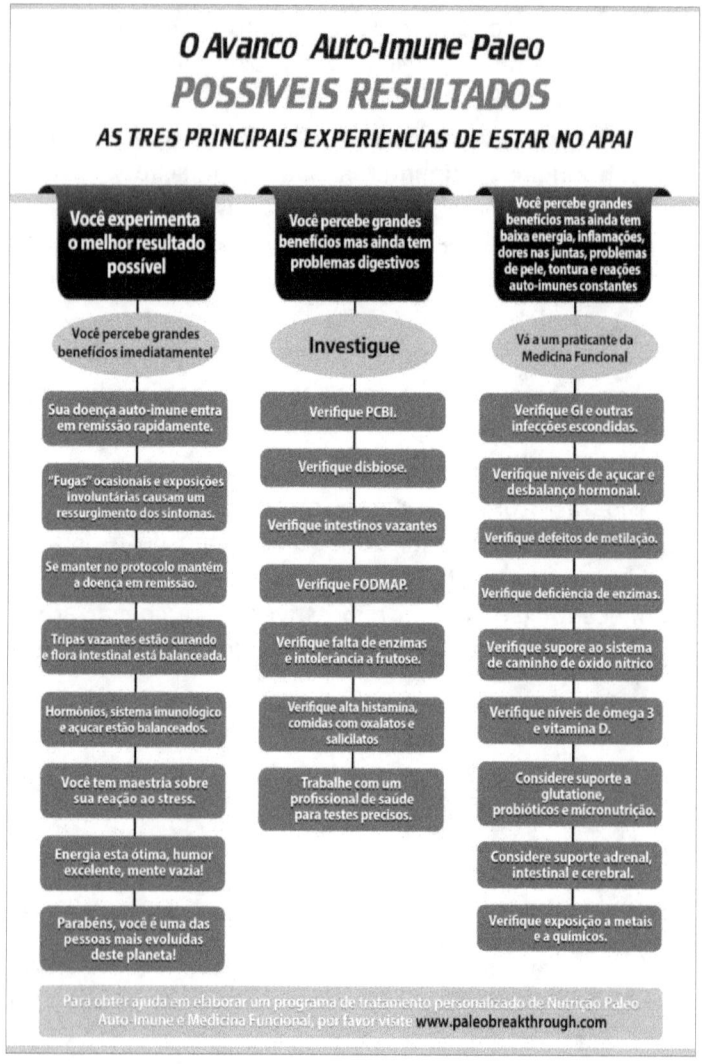

TRABALHA COM UM MÉDICO QUE COMPREENDE medicina funcional, PRINCÍPIOS paleo, E Doença auto-imune

Trabalho com um praticante de medicina funcional que pode encomendar testes relevantes para auto-anticorpos, infecções, açúcar no sangue e desequilíbrios hormonais, disbiose, estresse adrenal, a desintoxicação do fígado, a permeabilidade intestinal, sensibilidade ao glúten, as proteínas de reação cruzada, SIBO e lactose e má absorção de frutose.

Uma vez identificados os fatores que contribuem para suas reações auto-imunes, o seu médico de Medicina Funcional vai tratar a sua doença, usando uma variedade de lastreados em ciência, abordagens não-farmacêuticas. Estas abordagens incluem:

- ajustar sua dieta para um modelo auto-imune Paleo mais apropriadosaúde..
- Mudar seu estilo de vida para melhorar a   As alterações sugeridas poderiam incluir tomando café da manhã, hábitos adequados de sono, atividade física, redução do estresse, etc
- Sugerindo botanicals ou compostos nutricionais para melhorar sua saúde.
- Usando testes em laboratório para identificar e recomendar outras abordagens de medicina natural.

Seu médico Medicina Funcional irá trabalhar com você para descobrir a causa de sua inflamação. Você pode ficar frustrado, por vezes, com o que parece ser uma falta de progresso no tratamento de sua condição, mas ficar com ela. Com paciência e perseverança, e com a orientação de um profissional experiente, você pode finalmente transformar sua saúde ao redor.

LISTA DE VERIFICAÇÃO PARA O TRATAMENTO DA DOENÇA AUTO-IMUNE

Ao trabalhar com o seu médico de Medicina Funcional, aqui está uma lista de verificação rápida das coisas a considerar quando se tratar a doença auto-imune.

- Apoio ao regulamentar células T com o seguinte:. EPA / DHA, probióticos e vitamina D. E também através do apoio a glutationa com N-acetilcisteína, ácido alfa-lipóico, L-glutamina, Milk Thistle, Centella Asiática, e selênio
- limpar seu corpo de disbiose e SIBO com antimicrobiano, anti-parasitários, e / ou vegetais e / ou produtos farmacêuticos anti-fúngicas.
- Apoio a integridade do seu intestino forro com L-Glutamina, zinco, DGL e alimentos probióticos.
- Adicione enzimas digestivas e ácido clorídrico para o gás e inchaço.
- Reduzir a inflamação com curcumina, EPA / DHA, e glutationa.
- Apoio desintoxicação e metilação, se necessário com ácido fólico, B6 e B12.
- Administre seu estresse.
- Cool seu inflamação.
- Coma mais plantas.
- Verifique se há FODMAPs.
- Verifique se há infecções escondidas.
- Coma proteína em nutrientes.

- Manter um intestino saudável.
- Exercício por 30 minutos / dia.
- Durma mais-> idealmente 7-9 horas / noite
- estabilizar o açúcar no sangue.
- Apoie suas glândulas supra-renais
- equilibrar seus hormônios.
- Medite.

Finalmente, divirta-se! Como discutido anteriormente, acrescentando mais diversão e alegria para sua vida pode desempenhar um papel fundamental na melhoria da sua saúde geral. Claro, não é divertido de sofrer de doença auto-imune, mas você pode obter prazer de aprender sobre seu corpo e tentar todos os tipos de novas receitas à medida que avança no caminho para melhorar a sua condição auto-imune.

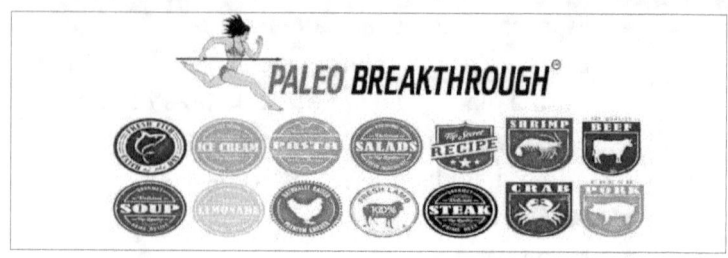

DELICIOSO AIP FRIENDLY RECEITAS

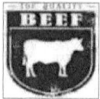

TRI-TIP BIFE E ESPARGOS

Serv mentos: 3

- bife Tri-tip (£ 1)
- 1 cabeça de espargos
- de olivaóleo
- sal marinho
- 2 ramos de alecrim fresco

Brasão tudo com azeite, alecrim picado e sal. Grill à perfeição.

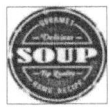

Óssea Caldo

- 4 quarts de água
- £ 2 ossos de carne bovina (ou rabada)
- 6 dentes de alho
- 3 costelas de aipo
- 1 cebola picada
- 2 colheres de sopa de vinagre de cidra da maçã
- 1 colher de chá de sal marinho

Coloque todos os ingredientes em uma panela e levar o estoque para ferver, em seguida, reduzir o calor para baixo e permitir que o estoque de cozinhar para 8 horas. Permitir que o estoque para esfriar depois coe para descartar ossos, etc Guarde o estoque na geladeira e usar dentro de alguns diasPorções:.

Guisado

- 4-6.Grass-fed beef peito £ 3
- 10 dentes de alho,descascados
- sal a gosto
- 1folha de louro
- 1 ½ xícaras de caldo de carne
- 8 xícaras de legumes, alho-poró, cenoura, aipo e cebola.

Corte fendas na carne e adicione um dente de alho descascado em cada um. Polvilhe sal na carne. Pique os legumes e adicione todos os ingredientes para o fogão lento. Leve em fogo alto por 4 horas ou baixo por 8 horas.

GUISADO VEGETARIANO

- 1 e ½ xícaras de água, dividida
- 4 xícaras de cebola cortada
- em fatias finas 2 xícaras de alho-poró
- 1 1/2 xícaras (1/2-inch-thick) cenouras cortadas
- 3 xícaras (1 polegadas) daikon em cubos (cerca de 1 quilo)
- 1 folha de louro
- 4 xícaras (1 polegada) de abobrinha em cubos (cerca de 1 1/2 libras)
- 1/2 colher de chá de canela em pó
- pitada de açafrão
- 4 dentes de alho picados
- 6 xícaras de acelga picada (cerca de 12 onças)
- 1/2 xícara de coentro picado
- 2 1/2 colheres de chá de sal,dividida
- 2 colheres de sopasuco de limão fresco

Adicione todos os ingredientes para uma panela de barro ou fogão lento. Cozinhe em fogo alto por 2-3 horas Porções:.

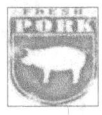

LOMBO DE PORCO

6 Porções

- 8 dentes de alho picado
- 1 colher de sopa de orégano fresco, finamente picado
- 1 colher de sopa de tomilho fresco, finamente picado
- 1 colher de sopa de alecrim fresco, finamente picado
- 1 colher de chá de sal
- 1/4 de xícara balsâmicode vinagre
- óleo1/2 xícara de azeite
- 2 lombos de porco 1 £

Marinada de porco por até 24 horas em ingredientes acima.
. Grill à perfeição

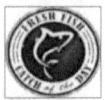

ALHO ROSEMARYSALMON:

Dose 2

- 2filetes de salmão
- 5 dentes de alho,esmagado
- azeite(o suficiente para cobrir o salmão)
- de alecrim seco para provar
- o suco de 1 limão

Misture o alho com endro, azeite de oliva, limão e revestir o salmão . Grill à perfeiçãoPorções:.

GINGER SALMÃO E BRÓCOLIS

4

- 1 cabeça de brócolis, cortado em floretes
- 2 colheres de sopa de óleo de coco
- sal marinho
- 1 £ salmão
- sumo de limão
- ¼ grupo fresco coentro
- 1 colher de sopa de gengibre picado
- aminoácidos de coco 2 colheres de sopa

de salmão Cubra com óleo de coco, coentro , gengibre, aminoácidos de coco, e sumo de limão. Pan Grill à perfeição e sirva com brócolis no vaporPorções:.

BAKED TILÁPIA COM LIMÃO E ERVAS FRESCAS

4

- 1 cebola bem picadinha
- 4 filés de tilápia
- 4 colheres de cháde azeite
- de sal do mar
- 1 colher de chá de tomilho fresco picado finamentefolhas de
- ½ colher de sopa desalsa picada
- ½ colheres de sopa de coentro fresco
- 1 colher de chá de sal
- raspas da casca de 2 limões

Mix ervas e temperos com azeite. Adicione as raspas de limão e metade do tempero espalhar sobre peixes. Coloque o peixe na panela de frango forrada com papel manteiga. Grelhe em frangos de corte pré-aquecido por 3 minutos. Vire peixe, aplicando restante tempero e grelhe por 3-5 minutosParcelas:.

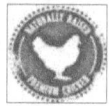

CROCK POT FRANGO

6

- 2.5 lbs. desossada, frango sem pele coxas
- 3 nabo
- 3 cenouras
- 4 talos de aipo
- 1 cebola vermelha
- 10-12 dentes de alho inteiros
- 1/4 xícara de óleo de coco
- 1 xícara de caldo de galinha
- 1 colher de chá de sálvia fresca
- sal marinho a gosto

Adicionar tudo para sua panela elétrica e deixe cozinhar em alta por . 4 horas

GRILL COUVE PAN FRANGO EMBRULHAR

Porções: 2

- folhas de couve 6, cortados longitudinalmente em duas grandes peças (caules removido)
- de cenoura, pepino, aipo, corte em palitos
- punhado de coentro, inteiros oupicado,
- abacate cortado em fatias
- 2 peitos de frango orgânicos revestido com tomilho azeite e sal do mar

frango Grill, corte em fatias e fazer um envoltório com legumes crocantes dentro das couvePorções:.

FRANGO ASSADO

janeiro

- 2-04frango inteiro, 6 £3.
- 1 limão, juiced
- 1/2 maço de coentro
- cebolinha,picado
- alho6 dentes, descascados
- azeite 1/4 xícara
- 1 colher de sopao óleo de coco
- de sal

Piquee misture os ingredientes, esfregue frango. Asse em forno a 400 graus por 45 minutosPorções:.

PALEO PAILLARD

5

- 5 peitos de frango
- sal a gosto
- 1/2 xícara de farinha de coco
- 3 colheres de sopa oude oliva óleo de coco
- caldo1 xícara de frango
- 3 alcaparras TBSP, lavado e escorrido
- 4 raminhos de tomilho fresco

Brasão de frango com azeite óleo e sal, e em seguida, mergulhe na farinha de coco. Transferência de frango em uma única camada para frigideira quente e deixe cozinhar costeletas de frango 3 a 4 minutos de cada lado, com alcaparras e tomilho. Adicione o caldo e cozinhe por 15 minutos.

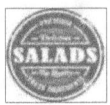

SALAD SUPERSONIC

- 1 xícara de manteigaalface
- 1 xícara de espinafre
- 1/2 xícara dino kale (triturada)
- 1/4 de xícara de salsa
- 1/8 de xícara de manjericão fresco
- 1/8 de xícara de cenoura (em cubos ou picado)
- 1/8 xícara de aipo em cubos ()

MEDITERRANIANDE SALADA

Ingredientes:

- 2 xícarasvermelhas ou alface de folhas verdes picadas,
- três onças de frango grelhado ou de cordeiro, picada
- 1/2 xícara de pepino picado
- em cubos 1 colher de sopa de cebola roxa
- 1 colher de chá de orégano folhas frescas

DE RÚCULA ESPARGOS E SALADA DE FRANGO

Ingredientes:

- 2 xícaras arugula
- três onças de frango grelhado, picado
- 5-6 talos de espargos, corte em 1 "comprimentos

GINGER ABACATE PODER VESTIR

- 1/2 xícara de coco ou azeite de oliva
- 1/3 de xícara de vinagre de maçã crua
- 1/4 de xícara de coco aminoácidos
- de 1/2 xícara de água
- 2 colheres de sopa de gengibre fresco ralado
- 1 abacate

Blend e vestir a sua saladaParcelas:

ACOMPANHAMENTOS

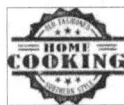

FABULOUS KALE CHIPS

4

- 1 grande grupo de dino kale, caules removido e folhas picadas
- de oliva virgemóleo extra
- sal marinhopara provar

Massagem couve com azeite de oliva, polvilhe com sal e leve ao forno a 350 por 15 min. Deixe esfriar e dar graças por um grande lanchePorções:

ASSADO VERDES

4

- 2 colheres de sopa de coco ou azeite de oliva
- 2 cabeças de verdes
- 1/2 cebola amarela, picada
- 3 dentes de alho picados
- 1 1/2 xícara de caldo de legumesmar,frango ou carne
- do sal a gosto

- 2 colheres de sopa de vinagre de cidra da maçã

Refogue a cebola eo alho até dourar, em seguida, adicionar verdes, sal e vinagre. Cubra e deixe cozinhar as verduras para baixo por 20 minutosPorções:.

BATATA-FRITA

4

- 3 batatas-doces médias, lavadas e descascadas
- 3 colheres de sopa de coco ouazeite
- sal marinhoa gosto

Brasão batata-doce com azeite e sal. Espalhe em uma assadeira e leve ao forno a 425 graus por 20 minutosPorções:.

CARMELIZED COUVES DE BRUXELAS

4

- 1 quilo de couve de Bruxelas
- 3 colheres de sopa de vinagre balsâmico
- 3 colheres de sopa de azeite

brotos Sautee no azeite em fogo baixo até ficar macio. Aumentar a alta temperatura e adicione o vinagre balsâmico, mexendo por 30 segundos. Desligue fogo e tempere com sal a gostoPorções:.

NORI CHIPS

1

- 3 folhas de Nori
- Oliveóleo
- sal marinhoa gosto

Preaqueça o forno a 350. Corte folhas de Nori em quatro e coloque na assadeira. Escove ou massagear Nori com óleo. Adicionar o sal do mar e tudo o que temperos que você escolher. Leve ao forno por 15 minutos. Deixe esfriarPorções:.

SALTEADO KALE

4

- 2 cachos de couve, folhas tirou, descarte hastes

2 dentes de alho finamente picado

- 1 colher de sopa de azeite de oliva

Refogue o alho no azeite até dourar, acrescente a couve até ficar macio4-6.

RAIZ DE GENGIBRE CHÁ

- copo de água filtrada
- 2 colheres de sopade gengibre raiz ralada na hora
- de suco de limão fresco 1 colher de sopa

Traga gengibre perto de ferver. Desligue o fogo e deixe descansar por 5-10 min. Adicione o suco de limão e coe em um copo. Você pode reutilizar o gengibre mais de uma vez, adicionando mais água e aquecimento.

SNACKS

- pepino com sal marinho
- Chá de ervas
- Mixed fruit
- smoothie de leite de coco com ameixa, nectarina, pêssego, maçã
- Nori chips
- Kale chips
- de coco kefir água
- de coco iogurte
- Abacate com chucrute
- Ralado Cenoura , Daikon comNori
- óssea Caldo
- Veggie Caldo

- chipsplaintain comabacate
- pausJicama comabacate
- chipscoco

SOBREMESAS

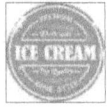

PALEO BERRY SORVETE

Porções: 4

- 1 litro de mirtilos ou seus frutos favoritos
- 1/2 xícara de leite de coco
- 1 extrato de baunilhaTSP

Misturetudo no processador de alimentos e Coloque no congeladorPorções:.

FRAMBOESAS COM BALSÂMICO E LEITE DE COCO

2

- 40 framboesas
- 2 colheres de sopa balsâmicasvinagre
- leitede coco

framboesas Capaem uma tigela com 2 colheres de sopa de vinagre balsâmico e deixe descansar por 15 minutos. Regue com leite de coco-..

COCO IOGURTE

1. Heat 1 litro de leite de coco sem açúcar para 105F 110F
2. Adicionar ¼ colher de chá de iogurte arranque e pulso 2x com o liquidificador. Você pode adicionar mais de 1/4 de colher de chá por litro se um iogurte muito firme é desejada.

3. Conecte seu fabricante de iogurte e despeje a mistura em seu iogurte recipiente fabricante ou recipientes e fermentar por 12 horas.
4. Coloque na geladeira por 4 horas. Aprecie com blueberries.

SMOOTHIES

SMOOTHIESVERDE

- 1/2 couve bando dino ou acelga, cortar talos
- 1/2 polegada de gengibre
- ½ xícara de mirtilos
- 5 xícaras dede água

misturapor 5 minutos.

AIP PODER SHAKE

- 1 banana
- ½ xícara de blueberries
- ½ polegada de gengibre
- 1 copo de iogurte de coco
- ½ xícara de leite de coco

mistura por 2 minutosde:.

SOBRE O AUTOR

Anne Angelone, licenciado acupunturista

Bachelor of Science, Cornell University

Master of Science, American College of Traditional Chinese Medicine

Membro

- Primal Docs
- do médico Paleo Rede
- Dr. Thyroid Docsde Kharrazian

Fundo

Minha própria experiência com espondilite anquilosante (AS) me levou a estudar os mecanismos subjacentes da expressão da doença. Enquanto aprende como tratar AS, que está correlacionada com o tipo de gene chamado HLA B-27, eu aprendi a identificar e remover gatilhos específicos e como curar meu intestino solto. Ao longo de minha pesquisa, eu aprendi que é possível desligar expressão inflamatória gene com nutrição, suplementos, Qi, acupuntura, exercícios, dieta e meditação. Sou grato a ser capaz de compartilhar o que eu aprendi com a experiência e anos de pesquisa, formação e investigação.

Meu caminho me levou à escola de acupuntura. Eu também tive a oportunidade de estudar o sistema emergente de Medicina Funcional (desenvolvido pelo Dr. Jeffrey Bland), que me ensinou a investigar as causas subjacentes da doença.

Travar AS foi uma prioridade para mim, então eu procurei altos e baixos para o melhor caminho, mais eficiente para detectar as causas subjacentes de minhas próprias reações auto-imunes. Fui pela primeira vez sem glúten, laticínios, e livre de erva-moura, e depois fui trabalhar na cura meu intestino solto, limpar infecções ocultas, equilibrar os hormônios, recebendo alimentação adequada, e reabastecer glutationa.

Ao longo do tempo, e depois de muita pesquisa adicional, Eu descobri que uma dieta sem amido era mais apropriado para o tratamento de AS, então eu estava atraído por e inspirado nos conceitos e ciência no campo da Paleo Nutrição (com o seu no-grão, sem leguminosa template). Eu também aprendi com os ensinamentos astutos sobre auto-imunidade do Dr. Loren Cordain e Robb Lobo, que foi mais longe ao sugerir a eliminação de ovos, nozes, sementes, batatas, berinjelas, pimentões e tomates. Este é um modelo semelhante ao que o Dr. Datis Kharrazian, um praticante líder Medicina Funcional, recomenda em seu programa de reparação de intestino solto. Eu usei esse modelo dietético enquanto seguinte programa Repairvite do Dr. Kharrazian e começou a melhorar dramaticamente.

Pouco tempo depois, vi pesquisadora Sarah Ballantyne, Ph.D. relatam que as especiarias à base de sementes de erva-moura-e também foram potenciais irritantes intestino gotejante. Quando tirei estas especiarias da minha dieta, eu aprendi a controlar ainda mais a minha inflamação. Eu, então, colaborou com o Dr. Ballantyne para compilar uma lista de protocolos avançados autoimune de alimentos para incluir / evitar com base em evidências na literatura científica. Nós indicado ou não um determinado alimento é imunogênica, alérgicos, difícil de digerir, provavelmente para alimentar intestino overgrowths bacterianas, e contribuir para intestino solto, disbiose, e / ou açúcar no sangue desequilíbrios.

Este trabalho é importante porque a partir da escrita deste

livro não houve nenhuma base de conhecimento padronizado das ervas, alimentos, e compostos que são estimulantes dos sistemas imunitários em desequilíbrio de pessoas com a doença auto-imune. Incluímos também os alimentos que são potencialmente problemáticos (ou seja, alimentos que devem ser considerados como possíveis desencadeadores se os pacientes não estão melhorando). Estes alimentos incluem FODMAPs e alta de histamina, de alta salicilato, e alimentos ricos em oxalato.

Meu objetivo sempre foi o de evitar que as décadas de sofrimento que vão junto com a inflamação e reações auto-imunes indomáveis. Tenho dedicado a minha carreira como um acupunturista e Funcional praticante Medicina para entender e ensinar sobre gatilhos auto-imunes e soluções medicina natural para a doença auto-imune.

Favor me ajude a espalhar a palavra sobre a equação simples, mas profunda para travar reações-lo auto-imunes é tudo sobre como remover gatilhos, resolução de permeabilidade intestinal (intestino solto) e silenciar a expressão de genes inflamatórios. Ao compartilhar esta informação importante, nós podemos tratar as causas subjacentes dos sintomas crônicos vividos por aqueles que sofrem de doença auto-imune.

Visite o meu site(www.paleobreakthrough.com)para mais informações ou para saber como entrar em contato comigo.

Muitos graças ao líderes que me inspiraram nas áreas de Medicina Tradicional Chinesa, Medicina Funcional e Paleo Nutrição: Sarah Ballantyne, Ph.D., Eric Gordon, MD, Kevin Doherty, MS, L.Ac., Dr. Tom O'Bryan, o Dr. . Terry Wahls, Dr. Deanna Minich, Dr. Jeffrey Bland, Dr. Datis Kharrazian, Dr. Alex Vasquez, Dr. Mark Hyman, Dr. Alison Siebecker, Chris Kresser, MS, L.Ac., Diane Sanfilippo, BS, NC , Robb Lobo, Nora Gegaudas, Dr. Loren Cordain, Mat Lalonde, Ph.D., Dr. Alessio Fasano, Elaine Gottschall, Natasha Campbell McBride, Stephen Wright, e Jordan REASONER.

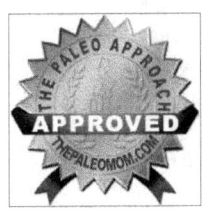

RECURSOS ADICIONAIS

OUTROS LIVROS SOBRE DOENÇA AUTO-IMUNE
POR ANNE ANGELONE

- A FODMAP grátis Paleo Breakthrough
- A Paleo autoimune Protocolo

AUTO-IMUNE RECURSOS

- Sarah Ballantyne, Ph.D. (A mãe Paleo)
- auto-imune, Limpo Comer e Você
- auto-imune-Paleo.com
- Prática Paleo por Sanfilippo
- DianeChris Kresser:pessoal Código Paleo
- PáginaA Paleo Pais Pinterest
- Dr. Cerebrais e da tireóide Livros de Datis Kharrazian
- CyrexLabs.com
- Thepaleoplan.com

A Abordagem Paleo: Reverse Doença Auto-Imune e Cure seu corpo por Sarah Ballantyne, PhD.

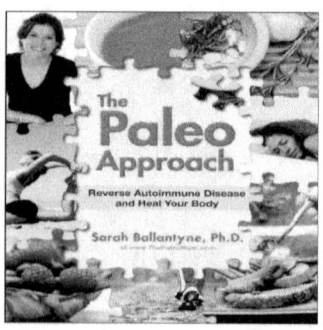